JN218848

もっと知りたい

白血病治療

患者・家族・ケアにかかわる人のために

著：宮崎　仁　宮崎医院・院長
執筆協力：稲熊容子　藤田医科大学講師・臨床総合医学

医学書院

＜著者略歴＞

宮崎　仁（みやざき　ひとし）

1986年3月　藤田保健衛生大学（現・藤田医科大学）医学部卒業
1986年4月　聖路加国際病院内科レジデント
1989年4月～　藤田保健衛生大学病院（現・藤田医科大学病院）血液内科で白血病を中心とする造血器腫瘍の診療と研究に従事
1998年4月　藤田保健衛生大学医学部内科学講師
2002年8月～　宮崎医院院長となり，一般内科の診療とともに，プライマリ・ケアで遭遇する血液疾患の探求と啓蒙，血液難病の患者・家族に対する相談支援にも取り組んでいる
【資格等】　医学博士，藤田医科大学医学部内科学客員准教授，日本内科学会総合内科専門医，日本血液学会血液専門医，日本骨髄バンク調整医師
【編著書】　『白衣のポケットの中：医師のプロフェッショナリズムを考える』（医学書院），『血液疾患診療ナビ（改訂第2版）』（南山堂）など多数

もっと知りたい白血病治療
―患者・家族・ケアにかかわる人のために
発　行　2002年 2 月15日　第1版第1刷
　　　　2013年 8 月 1 日　第1版第7刷
　　　　2019年11月 1 日　第2版第1刷©
著　者　宮崎　仁
発行者　株式会社　医学書院
　　　　代表取締役　金原　俊
　　　　〒113-8719　東京都文京区本郷1-28-23
　　　　電話　03-3817-5600（社内案内）
印刷・製本　広研印刷

ISBN978-4-260-04073-0

第２版によせて

本書は「白血病と診断された患者さんとそのご家族，さらに病院や社会のなかで白血病患者さんのケアにかかわっている方々を対象に，主として成人の白血病治療の現況について，できるだけやさしい言葉を用いて解説したテキスト」という初版のコンセプトを受け継ぎつつ，その後の白血病診療の大幅な進歩を取り入れ，初版の内容を全面的に改訂したものです。

初版は幸い増刷を重ね，類書には珍しいロングセラー本となりました。その結果，本書の読者である白血病患者さんとご家族から，著者であるわたしに対して，病気に関する質問や相談が数多く寄せられました。

闘病中の患者さんと，その患者さんを支えるご家族が語られるご苦労や心配事を何度も拝聴していると，「主治医による病気や治療の説明がよく理解できない」という悩みが，相変わらずとても多いということが実感できます。

もちろん，わざわざわかりにくく説明をしようと思っている主治医はいません。むしろ，できるだけわかりやすく説明しようと，主治医なりに苦心しているはずです。しかし，残念ながら，現状では相手にうまく伝わっていないことが多いと言わざるを得ません。患者さんは「治るのかどうか」について聞きたいのに，主治医は白血病細胞の分子生物学的異常について懸命に説明しているというすれちがいがあるのです。ここに「白血病についてわかりやすく説明することの難しさ」という壁が，治療を提供する側と治療を受ける側との間に立ちはだかることになります。

このような壁ができてしまうには，いろいろな理由があります。白血病の診断や治療は，日々刻々と進歩し変貌しています。最近では，白血病の原因となる遺伝子（ゲノム）の異常も多数見つかり，それらが診断や治療に反映される時代になりました。複雑で細かい病気の成り立ちや，新たに登場した先端的な治療法について，医学の知識を持たない患者さんやご家族に平易に説明することは，これまで以上にハードルが高くなっています。また，病棟や外来で働く血液内科医たちは，多くの業務に忙殺されており，時間をたっぷりかけて説明する余裕がなくなっているという問題も無視できません。

上記のような事情を踏まえて,「もっと知りたい」と願う患者さん側と,「もっと理解してほしい」と願う治療者側とが,お互いに深くわかり合えるための道具となるように,初版の原稿を見直し改訂作業を行いました。「白血病についてわかりやすく説明することの難しさ」の壁を打ち砕くツールとして,ぜひ本書を臨床の現場で活用してください。また,患者さんやご家族が,インターネットから得られる膨大な情報の森の中で,道に迷わないためのナビゲーションとしてもお使いいただけます。

初版を上梓した直後に,わたしは諸般の事情により白血病治療の最前線から離れ,現在は「街場の血液内科医」として診療所で仕事をしています。そのため,日々急速に進化していく白血病診療のすべてを捕捉することが難しくなりました。そこで第2版では,藤田医科大学血液内科の同門である稲熊容子先生に査読,助言をいただきました。この場を借りて深謝いたします。

初版と同様にこの第2版も,わたしが主治医として治療にかかわった患者さん,そして全国から病気の相談のため当院へ来訪された患者さんやご家族との対話のなかから出来上がったものです。みなさま本当にありがとうございました。

また,遅々として進まない改訂作業に,辛抱強く伴走し激励してくださいました医学書院編集部の大塚敦司さん,いつもわたしの本に素晴らしいイラストを描いてくださるたむらかずみさんに心よりお礼申し上げます。

2019年9月

宮崎 仁

はじめに（初版の序）

本書は白血病と診断された患者さんとそのご家族，さらに病院や社会のなかで白血病患者さんのケアにかかわっている方々を対象に，主として成人の白血病治療の現況について，できるだけやさしい言葉を用いて解説したテキストです。

これまで白血病とは何の関係もなく生活してこられた患者さんやご家族にとって，白血病と告知されたときの衝撃は大変なものであり，その強い衝撃の渦中で，病状や治療法についての説明を冷静に聞いて，その場で十分に理解するのはとてもむずかしいことです。実際のところ，後から患者さんが自分の病状や治療の内容について，とんでもない勘違いをされていることがわかり，それを修正するための説明に苦労することがしばしばあります。

この問題を解決するには，わたしが口頭で説明した後，わかりやすい日本語を使って系統的に書かれた説明文章を患者さんにわたし，ゆっくり読んでいただくのがよいだろうと考え，日頃お話している内容を文章にまとめた小冊子をつくりました。幸いにして，小冊子を読んでくださった患者さんからは「よくわかった」という評価をいただきましたが，紙数の関係から必要最小限の知識が解説してあるだけで，白血病治療全般について，「もっと知りたい」と感じている患者さんやご家族には，少しもの足りないものでした。そこで，患者さんのニーズに対応した，よりくわしい解説や，新しい治療法の紹介などを加えていくうちに，本書ができあがったというわけです。

わが国でも，患者さんの自己決定権を尊重したがん治療が一般的になりつつありますが，患者さんが自分の治療法を自分自身で選択するためには，それに必要な知識や情報を収集し，その内容を理解しなければなりません。現在では，インターネットが発達したおかげで，患者さんでも，その気になれば世界中から膨大な量の最新情報を，いとも簡単に入手できるようになりました。このことが，患者さんの自己決定にとってプラスに働く場合はよいのですが，専門的で断片的な医学情報の山を前にして，茫然としてしまう方々もいらっしゃると思います。本書が白血病治療の選択で悩んでおられる患者さんやご家族のためのナビゲーターとして，少しでもお役にたてば，わたしにとってそれに勝る幸せはありません。

また，本書は白血病患者さんのケアにかかわる医療関係者のための，白血病入門テキストとしても使用できるように執筆しました。わたしがいちばん読んでほしいと思っているのは，白血病という病気はむずかしくてよくわからないと悩んでいる，血液内科病棟の新人ナースや，病棟実習中の学生さんたちです。あるいは，自分の説明が患者さんに理解されていないのではないかと心配している若いドクターや，患者さんの療養指導に苦戦しているナースのための助けになるかもしれません。さらに，白血病治療に興味をもつ臨床検査技師，薬剤師，骨髄バンクのコーディネーターやボランティアといったみなさんにも，気軽な入門書として読んでいただけたらと願っております。

最後に，日々の診療の現場で適切なご指導を与えてくださった，平野正美教授をはじめとする藤田保健衛生大学病院血液・化学療法科の先生方と，血液内科病棟の看護スタッフのみなさんに感謝いたします。この本は，わたしが主治医として治療にかかわった白血病患者さんやそのご家族とのコミュニケーションのなかから生まれたものです。自分の病気についてもっと知りたいと願う患者さんとそのご家族の熱意に支えられて，本書を書き上げることができたと思っています。本当にありがとうございました。また，本書の出版に多大なご尽力をいただき，絶えず励ましてくださった医学書院編集部の横田公博さん，制作部の青木誠さんに心よりお礼申し上げます。

2001 年 12 月

宮崎　仁

本書で用いた略語一覧

5 HT	5-hydroxytryptamine (serotonin)	5-ヒドロキシトリプタミン(セロトニン)
6-MP	6-mercaptopurine	メルカプトプリン
ALL	acute lymphoblastic leukemia	急性リンパ性白血病
AML	acute myeloid leukemia	急性骨髄性白血病
AMP	doxorubicin-ranimustine-prednisolone regimen	ドキソルビシン-ラニムスチン-プレドニゾロン療法
APL	acute promyelocytic leukemia	急性前骨髄球性白血病
Ara-C	cytarabine	シタラビン
ATLL	adult T-cell leukemia-lymphoma	成人 T 細胞白血病・リンパ腫
ATRA	all - trans retinoic acid	全トランス型レチノイン酸
AYA	Adolescent & Young Adult	思春期および若年成人
BMT	bone marrow transplantation	骨髄移植
BU, BUS	busulfan	ブスルファン
CAG	cytarabine-aclarubicin-G-CSF regimen	シタラビン・アクラルビシン・G-CSF 療法
CAR-T	chimeric antigen receptor T-cell	キメラ抗原受容体 T 細胞
CBT	cord blood transplantation	臍帯血移植
CCR 4	C-C chemokine receptor 4	C-C ケモカインレセプター 4
CCyR	complete cytogenetic response	細胞遺伝学的完全奏効
CGA	comprehensive geriatric assessment	総合的高齢者機能評価
CHR	complete hematologic response	血液学的完全奏効
CLL	chronic lymphocytic leukemia	慢性リンパ性白血病
CML	chronic myeloid leukemia	慢性骨髄性白血病
CMML	chronic myelomonocytic leukemia	慢性骨髄単球性白血病
CMV	cytomegalovirus	サイトメガロウイルス
CY	cyclophosphamide	シクロホスファミド
DIC	disseminated intravascular coagulation	播種性血管内凝固症候群
DLI (DLT)	donor lymphocyte infusion (donor leukocyte transfusion)	ドナーリンパ球輸注
DMR	deep molecular response	分子遺伝学的に深い奏効
DNR	daunorubicin	ダウノルビシン
EB (V)	Epstein-Barr (virus)	エプスタイン-バー(ウイルス)
EBM	evidence-based medicine	根拠に基づいた医療
ECOG	Eastern Cooperative Oncology Group	米国東海岸癌臨床試験グループ(米国の腫瘍学の団体)
ELN	European LeukemiaNet	欧州白血病ネット

ETP	etoposide	エトポシド
FAB 分類	French-American-British classification	フレンチ-アメリカン-ブリティッシュ分類
FCR	fludarabine-cyclophosphamide-rituximab regimen	フルダラビン-シクロホスファミド-リツキシマブ療法
FISH	fluorescence *in situ* hybridization	蛍光 *in situ* ハイブリダイゼーション
FLAG	cytarabine-fludarabine-G-CSF regimen	シタラビン-フルダラビン-G-CSF 療法
FLT 3	FMS-like tyrosine kinase 3	FMS 様チロシンキナーゼ 3
FLU	fludarabine	フルダラビン
G-CSF	granulocyte-colony stimulating factor	顆粒球コロニー刺激因子
GO	gemtuzumab ozogamicin	ゲムツズマブ オゾガマイシン
GVHD	graft versus host disease	移植片対宿主病
GVL	graft versus leukemia	移植片対白血病
Gy	gray	グレイ
Hb	hemoglobin	ヘモグロビン
HCT-CI	hematopoietic cell transplantation-specific comorbidity index	造血細胞移植にかかわる併存症の指標
HEPA	high efficiency particulate air filter	高性能エアフィルター
HLA	human leukocyte antigen	ヒト白血球抗原
Ht	hematocrit	ヘマトクリット
HTLV-1	human T-cell leukemia virus type 1	ヒト T 細胞白血病ウイルス 1 型
IDR	idarubicin	イダルビシン
IPSS	international prognostic scoring system	国際予後スコアリングシステム
IPSS-R	international prognostic scoring system	改訂版国際予後スコアリングシステム
IWCLL	international workshop on chronic lymphocytic leukemia	慢性リンパ性白血病に関する国際ワークショップ
JALSG	Japan adult leukemia study group	成人白血病治療共同研究機構
JCOG-LSG	Japan clinical oncology group-lymphoma study group	日本臨床腫瘍研究グループ-リンパ腫グループ
JMDP	Japan marrow donor program	日本骨髄バンク
LBL	lymphoblastic lymphoma	リンパ芽球性リンパ腫
MDS	myelodysplastic syndrome	骨髄異形成症候群
MEC	mitoxantrone-etoposide-cytarabine regimen	ミトキサントロン-エトポシド-シタラビン療法
MEL	melphalan	メルファラン
MMR	major molecular response	分子遺伝学的大奏効
MPN	myeloproliferative neoplasms	骨髄増殖性腫瘍
MR	molecular response	分子遺伝学的奏効

MTX	methotrexate	メトトレキサート
NCCN	national comprehensive cancer network	全米総合がんセンターネットワーク
NK 1	neurokinin 1	ニューロキニン 1
PAOD	peripheral arterial occlusive disease	末梢動脈閉塞疾患
PBSCT	peripheral blood stem cell transplantation	末梢血幹細胞移植
PCR	polymerase chain reaction	ポリメラーゼ連鎖反応
PD-1	programmed cell death 1	
PD-L 1	programmed cell death 1 ligand 1	
Ph 染色体	Philadelphia chromosome	フィラデルフィア染色体
PIR	pre-engraftment immune reactions	生着前免疫反応
PS	performance status	パフォーマンス・ステータス（日常生活の制限の程度）
PTLD	posttransplantation lymphoproliferative disorder	移植後リンパ増殖性疾患
QOL	quality of life	クオリティ・オブ・ライフ（生活の質）
RA	refractory anemia	不応性貧血
RAEB	refractory anemia with excess of blasts	芽球増加を伴う不応性貧血
RARS	refractory anemia with ringed sideroblasts	環状鉄芽球を伴う不応性貧血
RBC	red blood cell	赤血球
RT-PCR	reverse transcription polymerase chain reaction	逆転写ポリメラーゼ連鎖反応
SOS	sinusoidal obstruction syndrome	類洞閉塞症候群
ST 合剤	sulfamethoxazole・trimethoprim	スルファメトキサゾール・トリメトプリム配合剤
TA-TMA	transplant-associated thrombotic microangiopathy	移植関連血栓性微小血管症
TBI	total body irradiation	全身放射線照射
TKI	tyrosine kinase inhibitor	チロシンキナーゼ阻害薬
VCAP	vincristine-cyclophosphamide-doxorubicin-prednisolone regimen	ビンクリスチン-シクロホスファミド-ドキソルビシン-プレドニゾロン療法
VECP	vindesine-etoposide-carboplatin-prednisolone regimen	ビンデシン-エトポシド-カルボプラチン-プレドニゾロン療法
VOD	veno-occlusive disease	肝中心静脈閉塞症
VZV	Varicella Zoster virus	水痘・帯状疱疹ウイルス

目次

第5章 抗がん剤による白血病治療の実際 39

第6章 抗がん剤の副作用とその対策 51

第7章 慢性骨髄性白血病（1）：病気の性質を知る 61

第11章 造血幹細胞移植の実際（2）：移植後の生活と問題点 123

第12章 特殊な白血病とその治療（1） 137

第13章 特殊な白血病とその治療（2） 151

第14章 白血病が再発したら 165

第15章 白血病は完治するのか：治療成績とその評価について 181

コラム

イラスト：たむらかずみ

第 1 章

正常な血液の働き

血液の病気である白血病を正しく理解するためには，正常な体における，血液の働きをよく知っておく必要があります。この章では正常な血液の成分と，体内でのその役割について説明します。

血液のなかみ（成分）について

私たちの体の中を流れている血液の量は，体重の1/13～1/12（7～8%）と言われ，体重60 kgの人では約5Lとなります。

血液は細胞成分である**血球**（けっきゅう）と，液体成分である**血漿**（けっしょう）からできています。さらに，血球には**赤血球**，**白血球**，**血小板**という3つの成分が含まれています。つまり，赤血球，白血球，血小板は，血漿という液体に浮いた状態で，血管の中を流れているわけです。

採血した血液を遠心分離器という機械にかけると，重い血球は下に落ちて，軽い血漿はその上にたまるために，血球と血漿をはっきりと分けることができます（**図1-1**）。

液体成分である血漿は，血液全体の55%を占めています。血漿は遠心分離するとうすい黄色をした水のように見えますが，その中に栄養のもとになるタンパク質，糖分，脂質，ミネラルなどが溶けて存在するのです。血漿の中には，血管の外で血液を固まらせて，出血を止めるために必要な物質である，**凝固因子**という重要な成分が含まれています。

血液全体に対する血球の占める割合は45%ですが，その大部分は赤血球であるために，血液は赤い色に見えるわけです。この血液全体に対する赤血

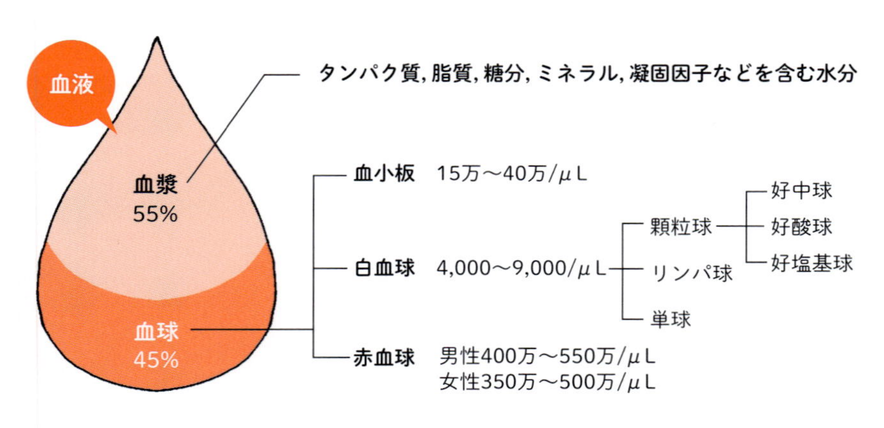

図1-1 血液の成分

球の占める割合を表す数値を**ヘマトクリット**と呼び，血液検査データの１つとして，貧血の有無を診断する時などに利用します。

ヘマトクリットの正常範囲は成人男性で40～50%（平均45%），成人女性で35～45%（平均40%）です。

白血球と血小板は血液を遠心分離した時に，赤血球と血漿の境目にできるバッフィーコートという名前の薄い層の中に存在するのです。

赤血球の働き

赤血球の役目は，心臓や脳などのあらゆる臓器に酸素を配達する言わば宅配便サービスです。赤血球が足りなくなれば，各臓器に届けられる酸素が不足して酸欠状態となります。その結果，顔色が悪くなり，すぐに体がだるくなったり，動くと胸がドキドキするようになります。体内で赤血球が不足した状態を「**貧血**」と呼びます。

私たちは空気中にある酸素を，呼吸により肺に吸い込みます。肺を宅配便の集配所と考えてください。そこに集結した酸素という大切な荷物を，体中の各臓器に配達して回る必要があります。赤血球は宅配便のトラックであり，そのトラックには酸素を載せる特別な荷台である**ヘモグロビン**という物質が備わっています。

集配所（肺）で荷物（酸素）を受けとって，荷台（ヘモグロビン）に載せたトラック（赤血球）は，幹線道路（動脈）を走って，それぞれの届け先（臓器）へと向かいます。届け先に着いたら，荷物（酸素）は荷台（ヘモグロビン）から離れます。帰りは静脈という道を通って，心臓経由でまた肺の集配所に戻り，新しい荷物（酸素）を受け取ることになるわけです（**図 1-2**）。

これが，貧血状態になると，集配所に荷物はたくさん届いているのに，それを届け先に運ぶトラック（赤血球）や荷台（ヘモグロビン）の数が足らなくなるので，末端の各臓器は酸素という大切な荷物が届かないと悲鳴をあげ，様々な貧血症状が出現することになるわけです。脳の酸素が不足すれば頭痛が，心臓の酸素が不足すれば動悸が，肺の酸素が不足すれば息切れが，筋肉の酸素が不足すれば倦怠感（だるさ）が出現します。貧血を治療せずに放置しておけば，これらの症状が悪化し，ついには心臓の機能低下（心不全）などを引き起こし，生命に危険が及ぶ状態になります。

血液検査で赤血球の量を表す項目は３つあり，①赤血球数，②ヘモグロビン濃度，③ヘマトクリットです。

赤血球数（RBC）は１マイクロリットル〔μL：一辺が１mmの升（ます）〕中の赤血球の数で，正常は450万～500万/μLです。**ヘモグロビン濃度**（Hb）は１デシリットル（dL）中のヘモグロビンの量で，正常は12～16 g/dLです。**ヘマトクリット**（Ht）は先に説明したように，血液成分全体に対する赤血球の占める割合で，正常は40～45%です。これらのいずれかが正常値より低下すると，貧血と診断されることになります（**表1-1**）。

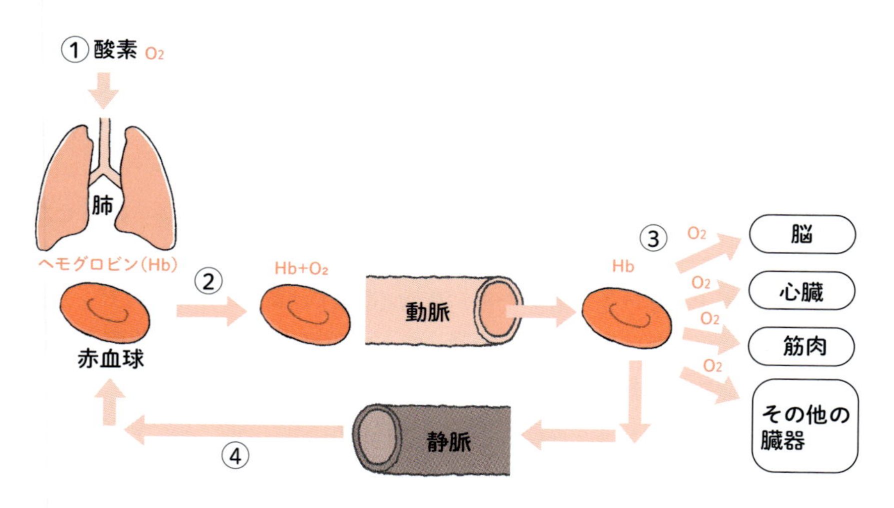

図1-2 赤血球の働き

① 空気中の酸素（O_2）は，呼吸により肺に吸いこまれる
② 酸素は赤血球の中にあるヘモグロビン（Hb）と結合して，動脈を流れて各臓器へと運搬される
③ 各臓器に到達すると，酸素はヘモグロビンから離れて，臓器に酸素を供給する
④ 酸素を放出した赤血球は，静脈血の流れにより，再び肺に戻ってくる

白血球の働き

1）白血球の種類

白血球は細菌やウイルスなどの外敵と戦い，私たちの体を守ってくれる，生体防御のための軍隊組織です。

白血球にはいろいろな種類があり（**表 1-2**），外敵を直接攻撃する兵士である**好中球**と，外敵から防御する免疫反応の中心的な役割を果たしている**リンパ球**が主なメンバーで，それ以外にも**単球**，**好酸球**，**好塩基球**などがあります。好中球，好酸球，好塩基球の3つの細胞を総称して，**顆粒球**という呼びかたをする場合もあります。また，好中球には，杆状核球と分葉核球という2つのタイプがあります。

白血球，特に好中球が減少すると，細菌などの病原菌に感染しやすくなり，肺炎などの重大な感染症では生命に危険が及ぶ状態となります。正常な白血球数は4,000～9,000/μLです。

表 1-1　赤血球の状態を表す臨床検査値

検査項目（略語）	検査の意味	正常値
赤血球数（RBC）	1マイクロリットル（μL）中に含まれる赤血球の数	450万～500万/μL
ヘモグロビン（Hb）	1デシリットル（dL）中に含まれるヘモグロビンの量	12～16 g/dL
ヘマトクリット（Ht）	血液成分全体に対する赤血球の比率	40～45%

表 1-2　白血球の種類

●顆粒球		
1）好中球（杆状核球，分葉核球）	約60%	：細菌などの病原菌と戦う主力
2）好酸球	2～5%	：喘息やアトピー性皮膚炎などのアレルギー疾患に関係する
3）好塩基球	1%以下	：花粉症やじんま疹などのアレルギー疾患に関係する
●リンパ球	約40%	：免疫反応の中心的な役割を果たす．T細胞，B細胞，NK細胞の3種類に分かれる
●単球	2～5%	：血管外に出るとマクロファージとなり細菌などの外敵を貪食する

2) 好中球の働き

細菌は皮膚や粘膜から体内に侵入し，その場所で増殖をはじめます。細菌が侵入し増殖している場所を感染巣(そう)と呼びますが，感染が起こると，血流内で待機している好中球は，血管の外に移動してこの感染巣に集まってきます(好中球の遊走機能)。感染巣に集合した好中球は，そこで私たちの体に有害な作用を及ぼそうとしている細菌を，貪食(どんしょく)，消化という過程により，捕獲して排除するのです。好中球は細菌に接触し，敵であることを認識すると，細菌を包み込むようにして，自分の細胞の中に捕獲します。このような機能を**貪食**(どんしょく)（むさぼり食べるという意味，動物が食物を体内に取り込む行為と似ているため）と呼びますが，好中球の細胞内に貪食(どんしょく)された細菌は，細胞内にある酵素などの働きにより消化されます（**図 1-3**）。

血液中の好中球の数が不足すると，細菌感染が発生しても，貪食(どんしょく)，消化の過程が正常に働かず，体内から細菌が排除できなくなります。一般に好中球数が 1,000〜500/μL 以下になると，肺炎などの重症な感染症を合併する危険が非常に高くなります。

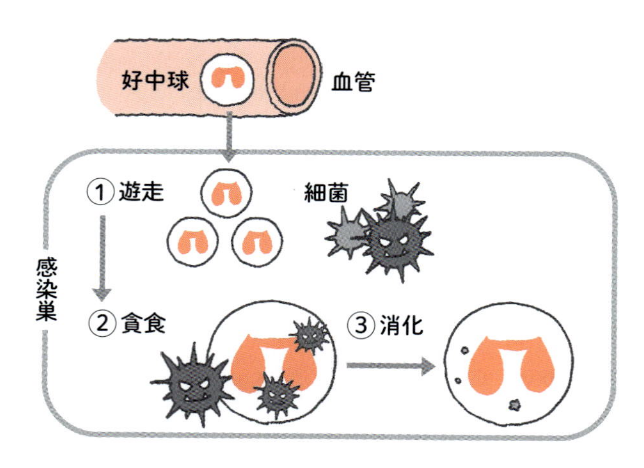

図 1-3　好中球の働き

① 細菌が体内に侵入すると，血管内で待機していた好中球は血管外に出て感染巣に集まる（遊走）
② 好中球は細菌と接触して，細胞内に細菌を取りこむ（貪食）
③ 好中球に取りこまれた細菌は，酵素などの働きにより消化される

3) リンパ球の働き

私たちが子どもの頃に一度水ぼうそう（水痘）やおたふく風邪などの感染症にかかると，二度と同じ病気にかからなくなるのは，**免疫**の働きによるものであり，リンパ球はこの免疫反応において中心的な役割を担っています。リンパ球には**T細胞**，**B細胞**，**NK細胞**の3種類があります。

T細胞は免疫反応において「司令塔」となる細胞集団であり，ヘルパーT細胞，細胞傷害性T細胞，制御性T細胞などに分類されます。T細胞は表面にある受容体を介して外敵（細菌，ウイルスなど）を認識して，それらを排除するための戦闘作戦を開始します。T細胞は自ら増殖して感染現場に駆けつけたり，他の細胞（好中球，マクロファージなど）に指令を出して現場へ派遣させたりします。さらに，ウイルス感染細胞などを直接殺傷することもできます。一方，細菌などの外敵が侵入すると，**B細胞**はT細胞の協力により増殖して形質細胞に変わります。形質細胞は外敵と特異的に結合する抗体（免疫グロブリン）を産生できるため，抗体の働きによって外敵は殺傷されます。**NK細胞**はウイルスなどに感染した細胞を素早く破壊することができます。

このようにリンパ球は，自己にとって異物である病原菌や腫瘍などから，自己を守るための巧妙な仕組みである「免疫反応」の主役なのです。

4) その他の白血球の働き

好酸球，**好塩基球**は，正常では白血球中にごく少数（白血球全体に占める割合は，好酸球2～5%，好塩基球1%以下）しか存在しませんが，ともにアレルギー反応に関わる細胞として知られています。喘息やアトピー性皮膚炎などのアレルギー疾患や寄生虫感染などの時に，好酸球が増加します。好塩基球は蕁麻疹（じんましん）や花粉症などのアレルギー疾患の発症に関係していると考えられていますが，その役割はまだ不明な点が多い細胞です。

単球は好中球と同じ起源を持つ細胞ですが，血管の外に出ると**マクロファージ**（大食細胞）と呼ばれる細胞になります。マクロファージは好中球と同様に，細菌などの異物を捕獲して，貪食，殺菌，消化し排除する働きがあります。また，T細胞などと共同して，異物の認識や攻撃・排除（免疫応答）

に非常に重要な役割を果たしています。

血小板の働き

血液を顕微鏡で観察すると，赤血球や白血球よりずっと小さな粒のようなものが見えますが，これが**血小板**であり，正常では１マイクロリットル（μL）中に 15 万～30 万個の血小板が存在しています。

血小板は出血が起こった時に，出血した場所に集まって，血漿の中に含まれる凝固因子と協力して，出血を止める仕事をします（**図 1-4**）。けがなどにより，血管の壁が破れて，出血が起こると，それまで血液中を流れていた血小板は，直ちに損傷した血管の壁にぴったりと貼り付き（粘着），血小板を固めるのに必要な物質を出し（放出），血小板同士がお互いに寄り固まって（凝集），出血を止める栓である**血栓**をつくります。さらに，凝固因子の働きにより，フィブリンと呼ばれる糊のような物質で血栓が強力に固められ

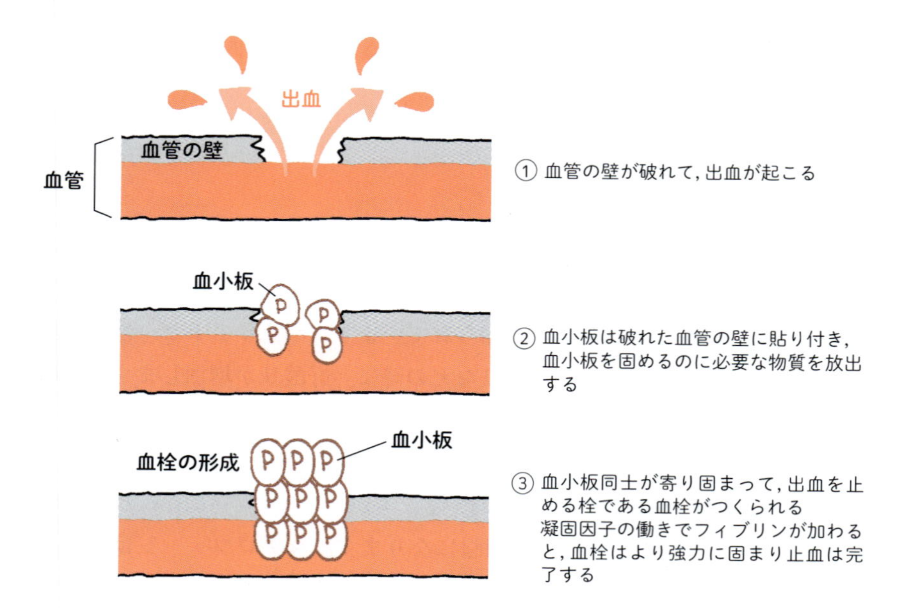

図 1-4 血小板の働き

たら止血が完了です。

血小板が足りなくなると，前述のような止血のメカニズムが働かなくなり，出血が止まりにくくなります。血小板の数が2～3万/μL以下まで減少すると，皮膚に出血斑（紫斑）と呼ばれる赤紫色の斑点ができたり，鼻血や歯肉からの出血が止まりにくくなったりします。また，さらに血小板数が減少すれば，脳出血，胃や腸からの消化管出血，肺出血など重要な臓器からの出血により，生命に危険が及ぶ状態となります。

コラム

自分の採血データを把握する習慣をつけよう

患者のみなさんは血液検査の結果を，毎回主治医や看護師から教えてもらっていますか？

高血圧の患者さんが血圧を測定したら，その数字が自分のいつもの血圧より高いか低いかを気にするでしょう。あるいは，糖尿病の患者さんなら血糖値やHbA１cを，脂質異常症の患者さんなら，コレステロール値の結果を知ることで，患者さん自身が自分の病気の状態を把握し，病気の自己管理に役立てているわけです。

これと同じように，血液の病気である白血病の患者さんなら，ぜひ，自分の採血データ（赤血球数，ヘモグロビン，白血球数，血小板数）を教えてもらって，採血を受けるたびに記録しておくことをおすすめします。

現在では，ほとんどの病院で電子カルテが導入されましたので，採血後にすぐにわかる検査結果を，主治医がその場で印刷して，個人情報が含まれている旨を明示したかたちで，患者さんに手渡しすることができます。

患者さんは検査結果をもらったら，現在の病気の状態や，治療の進行状況について，主治医や看護師などの治療スタッフから説明を聞き，採血結果についての疑問や心配事があれば，その場で質問できるので，自分の病気についての理解を深め，納得のいく治療を受けることができるわけです。

一方，治療者側は患者さんにすべての診療情報を開示するという姿勢を貫くことになるので，病状が悪化している時や治療がうまくいっていない時でも，嘘やごまかしは通用しません。治療者側は，検査結果を前にして，病気がよくなっていけば，患者さんやご家族とともに喜び，病気が悪くなっていけば，ともに悩みながら問題の解決に向けて患者さんを支援していくことになります。患者さんに検査結果を開示することは，治療スタッフとの間に嘘のない人間関係と良好なコミュニケーションを築く効用もあると思います。

もし，あなたの主治医が検査結果を毎回渡してくれない人だったら，勇気をだして「先生，わたしの今日の採血データを教えてください」とお願いしてみましょう。そこから，主治医との新たなコミュニケーションが生まれることでしょう。

第2章

血液をつくる骨髄の仕組み

血液細胞をつくる畑である骨髄という臓器と，そこで行われている造血の仕組みについて知ることは，白血病を正しく知るうえで，ぜひとも必要なことです。少しむずかしい内容も含まれていますが，じっくりと読み進めてください。

骨髄という臓器はどこにあるか

骨の外側は硬いのですが，その硬い骨皮質に囲まれた内側に**骨髄**という臓器が存在します（**図 2-1**）。骨髄は私たちの体を構成しているほとんどの骨の内部にあります。体中の骨の中にある骨髄を全部集めると，その重さは平均的な体格の大人で約 2～3 kg にもなり，ヒトの体の中で最も大きな臓器です。

母親の子宮の中にいる胎児期には，肝臓や脾臓などの臓器でも血液をつくっているのですが，出生後は血液をつくる臓器は骨髄のみとなります。出生直後はほとんどの骨の骨髄で血液がつくられていますが，大人になるにつれて，血液をつくるのは，体の中心部の骨（頭蓋骨，胸骨，肋骨，脊椎骨，骨盤骨など）にある骨髄に限られてきます。

骨髄での造血の仕組み

骨髄を血液細胞という作物をつくる畑であると考えてください。この畑には**造血幹細胞**という名前の血液細胞のタネにあたるものがあり，赤血球も，

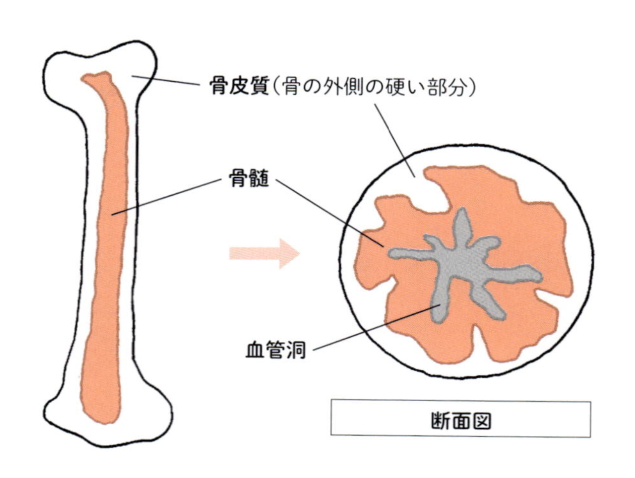

図 2-1　骨髄の構造

白血球も，血小板も，すべてこの同じタネから生育してできた作物なのです（**図 2-2**）。このタネは，造血細胞を産生する「幹（みき）」となるものという意味から，「造血幹細胞」と名付けられました。

造血幹細胞というタネから，赤血球などの作物になり血液中に出荷されるまでには，いろいろな過程を経なければならず，この生育過程を，血液学では「**血液細胞の分化と成熟**」と呼んでいます。正常の骨髄（畑）では，それぞれの分化・成熟段階の細胞（作物）が秩序正しく育っており，成熟が終われば骨髄から血液中に出荷され，血液の中の各細胞数は常に過不足のないようにコントロールされているわけです。

骨髄が枯れつきない理由

私たちの血管を流れている血液細胞は，各々の寿命があります。骨髄から血液中に出てきた赤血球は，約 120 日でその寿命を終えて消えていきます。血小板の寿命は約 10 日であり，好中球はさらに短く，骨髄から出て血管内にいるのは数時間であり，血管外に移動しても数日で寿命を終えることになります。

このように，すべての血液細胞に固有の寿命があるにもかかわらず，血液

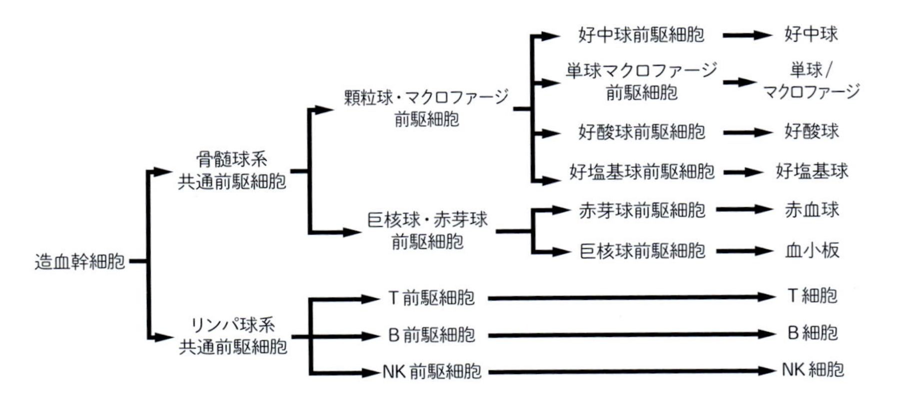

図 2-2　すべての血液細胞は造血幹細胞からつくられる

中の血液細胞数が減少せず，いつも一定に保たれているのは，寿命により失われた分に相当する数の血液細胞が，骨髄内で絶えず生産され続けているからです。

このような多数の血液細胞が枯れつきることなく，生涯にわたって生産され続けるために，造血幹細胞には特別な2つの能力が与えられています（**図2-3**）。1つは「多種類の血液細胞系列に分化する能力（**多分化能**）」であり，もう1つは「自分自身を複製する能力（**自己複製能**）」です。

前述のように，赤血球，白血球，血小板は別々のタネからできた作物ではなく，すべて同一のタネである造血幹細胞からできた作物です。言い換えると，このタネ（造血幹細胞）は，栽培の条件次第で，将来あらゆる種類の作物（血液細胞）に育つ能力があるということです。

元になる幹細胞から，ある特定の血液細胞系列へと変化することを「**分化**」と呼んでいますが，造血幹細胞はあらゆる系列へ分化することができる「**多分化能**」を持っているわけです。この能力を有するために，骨髄はどの種類の血液細胞が不足しても，迅速に補充できる態勢となっているのです。

造血幹細胞からある系列へと分化が進むと，血液細胞はその系列の中で，

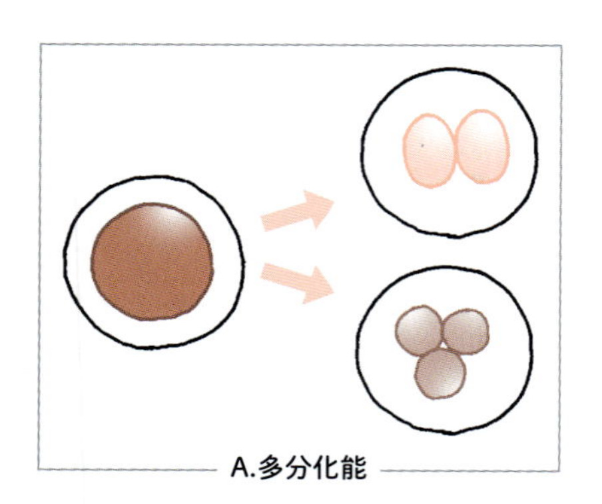

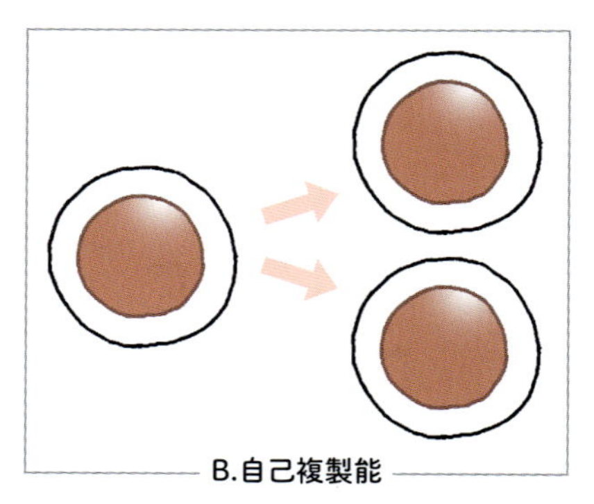

図2-3　造血幹細胞の2つの能力

A：造血幹細胞はあらゆる血液細胞系列へと分化することができる能力を持つ．このタネ（幹細胞）は，栽培の条件次第で，将来あらゆる種類の作物（血液細胞）に育つ能力がある

B：造血幹細胞は自分自身を複製する能力を持つ．このタネ（幹細胞）は，自らのコピーもつくることができるために，骨髄の畑は枯れつきることなく，作物（血液細胞）の生産を続けることができる

血液中に出荷することができる完成品となるまでの過程をたどることになります。この過程を血液細胞の「**成熟**」と呼びます。好中球を例にとると，幹細胞から好中球系に分化した最も未熟な細胞である前骨髄球は，約 14 日間かけて，骨髄球，後骨髄球という成熟段階をたどり，完成品である杆状核球，分葉核球（両者を合わせて好中球と呼ぶ）となり血液中に送り出されます（**図 2-4**）。

第 3 章でくわしく説明しますが，白血病にかかると，この血液細胞の「分化と成熟」の過程は強く障害され，造血の秩序は大きく乱されることになります。

分化と成熟の過程が進んで，各々の系列で完成品となった血液細胞が，血液中に出荷され続けるだけならば，それらの血液細胞のタネである造血幹細胞はすぐに消失して，骨髄での血液細胞産生は停止してしまいます。これを防ぐために，造血幹細胞には第 2 の特別な性質である「自分自身を複製する能力（**自己複製能**）」が備わっています。造血幹細胞は自分自身のコピーをどんどん増やすことができるために，骨髄の畑から作物のタネを絶やさず，永続的な造血が保証されるわけです。

骨髄を検査する方法

血液検査で各血液細胞の増減や異常な細胞の出現が認められた場合には，その原因を調べるために骨髄を観察することが必要となります。骨髄の中身

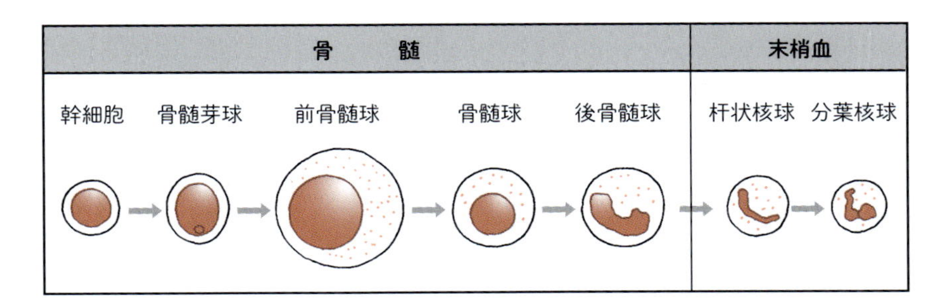

図 2-4　好中球の分化と成熟

はX線や超音波などの画像検査で調べることはできません。骨髄を観察するためには，**骨髄穿刺**という検査を行います。

骨髄穿刺とは，細い針（骨髄穿刺針）を骨に刺して，中にある骨髄液を注射器で吸い取る検査です。具体的には，皮膚と骨の表面の骨膜を麻酔してから，骨の中に針を進め，注射器で約0.5〜1 mLの骨髄液を吸引採取します。針を刺す部位は，胸の真ん中にある胸骨か，腰の背中側にある腸骨という骨盤の骨です。2009年ならびに2015年に日本血液学会から「成人に対する骨髄穿刺部位に関する注意」という声明が出され，安全面から腸骨（「後腸骨稜」と呼ばれる部位）を選択することが推奨されています。

採取された骨髄液は濃い血液のように見えますが，これをスライドグラスというガラスの上にのせて血液細胞を染色して，顕微鏡で観察できるようにします。骨髄液は顕微鏡で細胞を観察する以外に，細胞表面マーカー検査，染色体検査，遺伝子検査などに使用します。

骨髄穿刺をしても，病気のために骨髄液が吸引できないことがあり，その現象を「ドライ・タップ（dry tap）」と呼んでいます。骨髄がドライ・タップであると，骨髄を観察して病気を診断することができません。このため骨髄を調べる第2の手段として，骨髄生検という検査を行うことがあります。骨髄生検とは骨髄穿刺針よりやや太い生検用の針（Jamshidi針）を腸骨に刺して，骨の一部とともに，数ミリの骨髄組織を切り取ってくる検査です。この方法では，骨髄液が吸引できなかった場合でも，骨髄の状態を観察して病気の原因を探ることが可能です。

コラム

ちょっと痛い「マルク」のはなし

本文でも説明したように，骨髄での造血が正常か，異常かを調べるためには，「骨髄穿刺」という検査を行う必要があります。現在では，医療安全を重視して，腸骨と呼ばれる腰の骨に針を刺すのが一般的になりました。日本の血液内科病棟で働く医師や看護師の間では，この骨髄穿刺のことを「マルク」という符牒（特定の業界の中だけで通用する隠語）で呼ぶことが多いのです。

看護師が「○○さんのマルクの準備ができました」などと医師に連絡しているのを常に耳にしていると，病棟の患者さんたちもそれを覚えてしまって，「先生，おれのマルクは今度いつ検査するの？」などという会話が日常的に交わされています。新入りの患者さんにとっては，なぜこの病棟では円やドルではなく，ユーロの導入により廃止された昔のドイツ通貨であるマルクのことをいつもみんなが話題にしているか不思議に思うようです。もちろん，わたしたちが使うマルクという言葉は，お金のマルクとは関係なく，ドイツ語で骨髄という意味を表す Knochenmark を縮めて「mark（マルク）」と呼ぶようになったと言われています。

もうすでに骨髄穿刺を経験された患者さんならば，身にしみてわかると思いますが，この検査は皮膚や骨の表面を麻酔したり，骨髄液を注射器に勢いよく吸引したりする際に，相当の痛みを伴います。それゆえに，わたしはこれまでに「マルク大好き」という患者さんに会ったことがありません。それどころか，まるっきり苦しい検査だから，「まる苦」というのだよと，他の患者さんに説明している人もいるぐらいです。

しかし，白血病という病気はこのマルクを行うだけで，正確な診断や，治療効果の判定を迅速に行うことができるという大きな利点があるため，将来医学がさらに進歩して，骨に針を刺さなくても骨髄の造血細胞が詳細に観察できるという新技術が登場するまでは，マルクは必須の検査法として続けられることでしょう。

病棟でマルクと並んで患者さんから嫌われている痛い検査に「ルンバール」があります。ルンバールとは「腰椎穿刺（lumbar puncture）」の符牒ですが，抗がん剤の髄腔内投与（➡ 48頁，第5章参照）を行う場合に必要な処置であるため，血液内科病棟では毎日のように行われています。患者さんの中にはマルクとルンバールを混同しているかたがいますが，マルクは「骨髄液（骨髄血）」を抜く検査であり，ルンバールは「脳脊髄液」を抜く検査であり，針を刺す部位も異なりますので，まちがえないようにしてくださいね。

第3章

白血病とはどんな病気か

いよいよ，白血病という病気について説明する段階となりました。まず，白血病の成り立ちについて正しく理解していただくお話から入っていきましょう。

白血病は血液細胞のがんである

白血病は「**血液細胞から発生したがん**」です。がんに変化した血液細胞を「**白血病細胞**」と呼びます。規則正しい分化・成熟の過程をたどる正常の血液細胞とは違って，白血病細胞は無秩序に増え続けるために，骨髄が白血病細胞に占領され，正常な造血ができなくなってしまいます。このような状態を「**骨髄機能不全**」と呼びます。

第2章では，骨髄を血液細胞という作物をつくる畑に例えて，正常な造血の仕組みを説明しました。それでは，白血病にかかった骨髄を畑に例えるとどんな状態なのでしょうか。

白血病にかかった骨髄の畑は，白血病細胞という名前の「雑草」におおわれています。雑草は正常な作物よりも増えるスピードが速いため，一度畑に現れたら，どんどん同じ雑草の仲間を増やし続けて，たちまち骨髄の畑を占領してしまいます。このため正常な作物の生育は妨害されて，この畑の作物である赤血球，白血球，血小板の生産はストップしてしまうのです（**図3-1**）。

なお，本章では説明をわかりやすくするために，白血病細胞を雑草に例え

A.正常な骨髄
正常な作物=正常な血液細胞
（赤血球, 白血球, 血小板）
血液細胞をつくる畑=骨髄
B.白血病にかかった骨髄
畑を占領した雑草=白血病細胞
正常な作物（血液細胞）は雑草（白血病細胞）に
妨害されて正常に生育できない

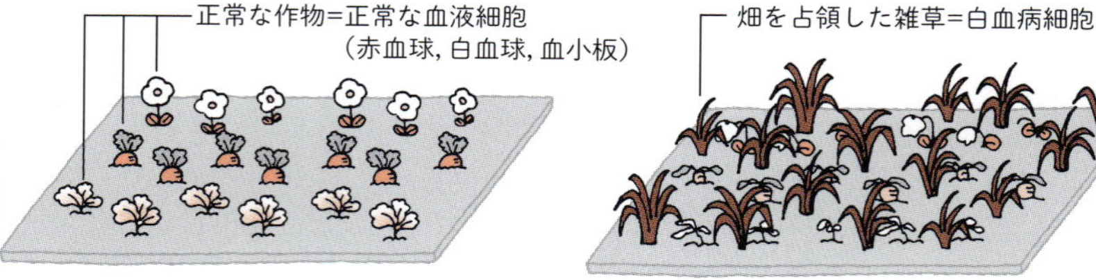

図3-1　白血病にかかった骨髄

A：正常な状態の畑（骨髄）では，秩序正しく作物（赤血球，白血球，血小板）が生育され造血のバランスは保たれている

B：白血病にかかると，畑（骨髄）は雑草（白血病細胞）に占領されてしまうため，正常な作物（赤血球，白血球，血小板）の生育が妨害されて，正常な造血はストップしてしまう

ていますが，この雑草は畑の外から侵入したものではありません。雑草も正常な血液細胞と同じように，畑（骨髄）の中にあるタネ（造血幹細胞）からできたものですが，作物の生育過程で異変が生じた結果，雑草という病的な姿に変わってしまった（白血病化した）ものです。

骨髄からの作物の出荷が停止すると，血液中の正常な赤血球，白血球，血小板の数はしだいに減っていきます。白血病にかかると白血球の数が異常に増えていることが多いですが，これは増えすぎた雑草が白血球と間違って出荷されたために“見かけ上”増えているだけであって，正常な白血球数は減少しているのです。この雑草（白血病細胞）は，一見すると正常な作物（白血球）に似た姿のものもありますが，きちんとした機能を持っていません。できそこないの作物であるため，血液中に出荷されても，正常な白血球のように細菌やウイルスなどの外敵と戦うという仕事はしてくれません。

白血病にはどんなタイプがあるか

白血病は病気の進行のパターンにより「**急性白血病**」と「**慢性白血病**」の２つに分類され，さらに各々のタイプで，増殖している白血病細胞の起源により「骨髄性白血病」と「リンパ性白血病」に分類されます。つまり，白血病には大きく分けて，①**急性骨髄性白血病**（AML），②**急性リンパ性白血病**（ALL），③**慢性骨髄性白血病**（CML），④**慢性リンパ性白血病**（CLL）の４つのタイプが存在します（**表 3-1**）。

表 3-1　白血病の基本的な分類

A. 急性白血病
- 1）急性骨髄性白血病（AML）
- 2）急性リンパ性白血病（ALL）

B. 慢性白血病
- 1）慢性骨髄性白血病（CML）
- 2）慢性リンパ性白血病（CLL）

C. 特殊なタイプの白血病
- 1）成人 T 細胞白血病・リンパ腫（ATLL）
- 2）骨髄異形成症候群（MDS）から移行した急性骨髄性白血病
- 3）治療関連白血病（二次性白血病）

1）急性白血病の分類

急性白血病は急速な経過で白血病細胞が増えて骨髄機能不全の状態となるため，放っておくと早期に生命に危険がせまるタイプです。**急性骨髄性白血病**（AML）は，好中球，好酸球，好塩基球，単球，赤血球，血小板の各系列に分化する前駆細胞（各々の血液細胞のもとになる細胞）が腫瘍化して発生した白血病であり，**急性リンパ性白血病**（ALL）はリンパ球の系列に分化する前駆細胞が腫瘍化して発生した白血病です。

急性白血病の細かいタイプ（病型）を決めるための分類はとても複雑です。これまでは，主に細胞のかたち（形態）を顕微鏡で観察した結果に基づく「**FAB（French-American-British）分類**」が長く使われてきました。FAB分類では，AMLはＭ0～Ｍ7の８種類に，ALLはＬ1～Ｌ3の３種類に分けています。

その後，分子生物学という細胞を最も細かいレベルで分析する学問の進歩により，白血病の発病に関連する染色体や遺伝子の異常が多数発見され，それらを分類の中心に置いた「**WHO分類**」が新たに提唱されました。現在では，WHO分類が国際的に広く用いられるようになっています（最新の分類は2017年に公刊された改訂第4版）。

WHO分類では，特定の染色体や遺伝子異常が見つかれば，その異常に基づいて分類します。染色体／遺伝子の異常が見つからないものについては，顕微鏡での形態観察などにより，従来のFAB分類に準じてタイプ（病型）を決めることになります。なお，WHO分類では，骨髄を占拠している白血病細胞が20％以上の場合は急性白血病，20％未満の場合は骨髄異形成症候群（➡ 154頁，第13章参照）と定義しています。

血液内科医は，急性白血病に遭遇すると，複雑な分類作業を速やかに行わなければなりませんが，それにはいくつかの理由があります。まず，急性白血病のタイプ（病型）によって，治療に使う薬や治療スケジュールの選択が異なります。言い換えると，タイプが確定しなければ，治療はスタートできません。さらに，特定の染色体や遺伝子異常の有無によって，治療の効きやすさ（治療効果）や病気の治りやすさ（予後）を予測できるようになってきたため，造血幹細胞移植が必要かどうかなどの重大な判断を決める際にも，どのようなタイプ（病型）の白血病であるかという情報が必須となるのです。患者さんにとっても，自分の白血病がどのタイプに属するのか，どんな遺伝子異常を持っているのかはとても大切な情報ですので，必ず主治医に尋ねて把握しておいてください。

2）慢性白血病の分類

慢性白血病は急性白血病とまったく異なる独立した病気であり，急性白血病の経過が長引いて慢性型に移行したものではありません。慢性白血病は造血幹細胞の遺伝子が，何らかの原因で傷つけられて，造血のコントロールが利かなくなり，白血球や血小板のもとになる細胞を，必要以上につくりすぎてしまうようになる病気です。この結果，血液中の白血球や血小板の数が正常よりも増加するわけですが，ここで増加している白血球は，正常な白血球と同じ働きを持っており，急性白血病にみられる正常な機能を持たない未成熟な白血球（芽球）とは異なります。

慢性白血病も慢性骨髄性白血病（CML）と慢性リンパ性白血病（CLL）の2つのタイプに分けられますが，CLLは日本ではまれであり，慢性白血病で多数を占めるのはCMLです。慢性骨髄性白血病（CML）は，慢性期と呼ばれる，ほとんど症状もなく，白血球数が多いだけの落ち着いた時期が，発症後平均3〜5年間続いた後に，急性転化と呼ばれる時期に変わります。一度，急性転化となると，急性白血病と同じような急激な経過をたどり，生命に危険が及ぶ状態となります。慢性骨髄性白血病については第7章（➡ 61頁）・第8章（➡ 71頁）で，慢性リンパ性白血病については第13章（➡ 151頁）でくわしく説明します。

また，特殊なタイプの白血病として，**成人T細胞白血病・リンパ腫**，**骨髄異形成症候群から移行した急性骨髄性白血病**，**治療関連白血病**（**二次性白血病**）などがありますが，これらの病気については第12章（➡ 137頁）・第13章（➡ 151頁）でくわしく説明します。

なぜ白血病にかかるのか（白血病の原因）

白血病は他のがんと同じくはっきりした原因をみつけることがむずかしい病気です。例えば，お酒を飲みすぎて肝臓の機能が悪くなったというような，「因果応報」という図式では説明できません。特別に白血病の原因となるような化学物質（ベンゼン，トルエンなど）や放射線（原子爆弾被爆者，原子力発電所事故による被曝など）に曝露したことがはっきりしているケース以外は，原因不明といっていいでしょう（**表3-2**）。

乳児期にHTLV-1というウイルスに感染すると，まれに40～50歳以降に「成人T細胞白血病・リンパ腫（ATLL）」と呼ばれる特殊なタイプの白血病が発症することがあります（➡145頁，第12章参照）。このATLLを除けば，ウイルスの感染が白血病の発病に強く関係している証拠はありません。

なぜ白血病になるかという，くわしい仕組みについては，世界中の学者たちが，しのぎをけずって研究しています。分子生物学のすばらしい進歩により，2008年に急性骨髄性白血病の白血病細胞が持っているすべての遺伝子情報（全ゲノムDNA配列）が解読されました。それ以降，多数のケースで同様な解析が進められた結果，AML患者ではどの遺伝子にどのような変異が生じているか，ほとんどわかってきています。しかし，それらの遺伝子変異の意味や相互の関係についてはよくわからない点が多数あり，白血病が発病するまでの過程が明らかになるには，まだまだ時間がかかりそうです。

表3-2 白血病の原因

- 原因不明：白血病の発病のきっかけとなる特定の原因がない．大部分の患者はこれに相当する
- 放射線被曝：原子爆弾被爆者，原子力発電所事故による被曝者から発生した白血病
- 特別な化学物質：ベンゼン，トルエンなどの溶媒を扱う仕事の従事者から発生した白血病
- 抗がん剤投与後：以前に抗がん剤を投与された人から発生した白血病（治療関連白血病）
- ウイルス感染：HTLV-1ウイルス感染者から発生した成人T細胞白血病・リンパ腫（ATLL）

現在までにわかっている白血病発症に関わる遺伝子の異常について，これから簡単に紹介します。かなり専門的な内容が含まれていますので，むずかしければここは飛ばして，次頁「白血病を治療しないとどうなるか」へお進みください。

遺伝子レベルにおいて白血病の発病に関係している重要な変異としては，①染色体転座に伴う融合タンパク質の形成，②がん遺伝子の活性化，③がん抑制遺伝子の不活性化，④エピゲノムの異常などがあると考えられています。

生物の遺伝子情報は染色体の中に納められていますが，白血病では「**転座**」と呼ばれる染色体の異常が見つかることがあります。転座とはペアとなる一組の染色体において，各々の染色体の一部が切断されて，相互に入れ替わる現象のことです。その入れ替えによって，本来は別々な場所（染色体）にあった2つの遺伝子が連結してしまい，正常では見られない新たな遺伝子（**融合遺伝子**）がつくられます。融合遺伝子がつくり出す異常なタンパク質（**融合タンパク質**）の働きにより，血液細胞の増殖に関するコントロールがきかなくなり，いろいろな白血病になることがわかっています。この異常な融合タンパク質形成による白血病発病の仕組みについては，第7章の「慢性骨髄性白血病の原因」（➡ 65頁）でくわしく説明します。

私たちは誰でも血液細胞の遺伝子の中に，白血病を発生させるように働く**がん遺伝子**を持っているのですが，通常はその遺伝子が働かないようにスイッチが切れた「オフ」の状態になっています。しかし，白血病にかかったひとの細胞を調べてみると，そのスイッチが入った「オン」の状態になっていることがあります（がん遺伝子の活性化）。

反対に，白血病が発症しないように監視している**がん抑制遺伝子**と呼ばれるものもあり，通常はそのスイッチが「オン」となっているのですが，白血病にかかったひとでは，それが「オフ」の状態になっていることがあることが知られています（がん抑制遺伝子の不活性化）。

私たちの体を構成している細胞には，すべて同じ遺伝情報（DNAの配列）が入っています。すべての細胞がまったく同じDNAの配列を持っているにもかかわらず，血液，神経，皮膚などの異なる細胞や臓器になるのはなぜでしょうか。その理由は，各々の細胞ごとにどの遺伝子を「オン」にして，どれを「オフ」するかを決める働きによって，細胞の性質やふるまいかたを操作することができるからです。このように，遺伝情報であるDNAの配列を変えることなく，遺伝子の発現パターンをコントロールする仕組みを「**エピジェネティクス**」と呼びます。また，遺伝子のDNA配列情報を「ゲノム」と呼ぶのに対して，その遺伝子を陰で操る様々な仕掛けを「**エピゲノム**」と総称しています。

白血病の細胞を調べてみると，エピゲノムに関連した遺伝子の異常が多く見つかっており，白血病の発病に深く関わっていると考えられています。さらにエピゲノムの異常（DNAのメチル化異常など）をターゲットにした薬剤も開発されて，実際に使われるようになっています（➡159頁，第13章参照）。

正常な造血幹細胞に複数の遺伝子異常が蓄積して自己複製されるうちに，前述したような白血病発病に決定的な影響を与える変異（ドライバー変異）を獲得すると，血液細胞の無制限な増殖や分化・成熟の停止が起こり，白血病になることは間違いありません。しかし，一人ひとりの患者さんに関しては，なぜそのひとが白血病となったかということについて明解な説明ができるまでには，まだ研究の進歩を待たなければなりません。

白血病を治療しないとどうなるか

もし，白血病にかかっていると診断されたにもかかわらず，治療せずに放置したらどうなるでしょうか。

前述したように，急性白血病の場合は，骨髄で正常な血液細胞の生産がストップし，血液中の赤血球，白血球，血小板の数が急激に減ってしまう結果，赤血球減少による貧血症状（動悸，息切れ，立ちくらみなど），白血球減少による感染症状（高熱や肺炎など），血小板減少による出血症状（皮膚の出血斑，鼻出血，脳や胃腸などの臓器からの出血など）が，次々に襲いかかってきて，生命に危険の及ぶ状態となるのです。また，白血病細胞が骨髄や血液中だけでなく，全身の臓器に侵入したり，そこで増殖したりすることでも様々な症状が発生する場合もあります（**図3-2**）。

A. 骨髄機能不全による症状

赤血球の減少	→	貧血	→	顔面蒼白，息切れ，動悸，立ちくらみ，倦怠感（だるさ）など
白血球の減少	→	感染しやすい	→	発熱，口内炎，歯周囲炎，肺炎，敗血症など
血小板の減少	→	出血しやすい	→	皮膚出血斑，歯肉出血，過多月経，消化管出血，脳出血など

B. 白血病細胞の増殖と浸潤（臓器などに侵入すること）による症状

臓器の腫大	リンパ節，肝臓，脾臓などが腫れて大きくなる。肝機能障害
皮膚浸潤	皮膚の発疹，皮膚の下に腫瘤ができる
歯肉浸潤	歯肉（歯ぐき）が腫れる
中枢神経浸潤	頭痛，意識障害，物が二重に見えるなどの脳神経症状
骨・関節浸潤	骨や関節の痛み
髄外腫瘤	白血病細胞が骨髄の外に腫瘍のかたまり（腫瘤）をつくること

図 3-2　白血病の症状

慢性骨髄性白血病（CML）の場合でも，診断後 3～5 年間続く慢性期のうちは特に症状はないものの，急性転化になれば急性白血病と同じで，骨髄機能不全による諸症状に直面するわけです。

したがって白血病と診断されたら，放置せずに，直ちに専門の施設で適切な治療を開始しなければなりません。

コラム

白血病の分類について知っておきたいこと

急性白血病の病型分類は，最初に**FAB分類**が広く使われるようになり，その後に現在の**WHO分類**が登場してきたという歴史があります。FAB分類とは，1976年以来，フランス（F），米国（A），イギリス（B）の研究者により提唱，改訂されたものです。22頁でも説明したように，急性骨髄性白血病（AML）はM0～M7の8種類に，急性リンパ性白血病（ALL）はL1～L3の3種類に分類されています。FAB分類の基本的なコンセプトは，顕微鏡で観察した白血病細胞のかたち（形態）に基づいて分類するというものでした。一方，近年になって多数見つかった白血病の発病に関連する染色体や遺伝子の異常を中心とした新しい分類がWHO分類（現時点の最新版は2017年に公刊された改訂第4版）です。その内容は非常に細かく複雑であり，専門家であっても長い病型リストのすべてを暗記することはむずかしいものとなっています。

そこで，患者さんが治療を受けるにあたって知っておくべきポイントを以下に簡単にあげてみたいと思います。

1）AMLとALLを区別することは最も重要である。その理由はAMLとALLでは有効な抗がん剤の種類や治療スケジュールが異なるためである。

2）AMLの場合には，FAB分類でM0～M7の8種類のうちのどれに相当するかを知っておくとよい。その理由は，治療方法や予後（病気が完治するかどうかの見通し）が，FAB分類のタイプにより異なる場合があるからである。具体的には，M3は他のタイプとまったく異なる治療が必要である（➡138頁，第12章参照）。M3，M2，M4Eo（好酸球増加を伴うM4の特殊型）は抗がん剤のみで完治可能な予後のよいタイプであるが，M0，M6，M7などは抗がん剤のみでは予後不良であり，可能なら造血幹細胞移植を考慮するタイプである（予後については➡186頁，第15章参照）。

3）ALLでは，治療方法の選択や予後の予想にはFAB分類はあまり役に立たず，免疫学的分類（B細胞由来か，T細胞由来か）や染色体および遺伝子所見（フィラデルフィア染色体または*BCR-ABL1*キメラ遺伝子の有無など）のほうが有用である。

4）WHO分類にリストアップされている様々な染色体異常や遺伝子異常の有無は，予後の予測に役立つ場合がある（➡186頁，第15章参照）。さらに，特定の遺伝子異常を標的にした新規白血病治療薬が続々と開発されつつあり，それらの薬剤が使用可能かどうかは，標的となる遺伝子異常の有無により判断される（➡170頁，第14章参照）。

第4章

白血病はどのように治すか

これまでの説明で，白血病にかかるとどうなるかということについて理解していただけましたでしょうか。次に，いよいよ白血病の患者さんの命をどのように救うのかという治療のお話に入っていきます。

白血病治療の選択肢

現在行われているがんの治療には，①外科手術，②放射線照射，③化学療法（抗がん剤），④分子標的療法，⑤がん免疫療法があります。

白血病は血液のがんであるため，理論上はこのようながんの治療が選択可能です。しかし，白血病は治療の標的である白血病細胞が，骨髄と血液中にあるため，外科手術や放射線療法はできません。白血病になると全身の骨髄中に白血病細胞が出現するので，外科的に病気を取り除こうとすると，すべての骨を切り取ってしまわなければならず，手術は不可能です。放射線治療にしても，造血幹細胞移植の前処置（移植の前に骨髄を完全に破壊する治療）の時以外には，全身の骨髄に放射線を照射することはできません。

抗がん剤を用いる治療のことを**化学療法**と呼びます。内服や注射によって抗がん剤を全身に行きわたらせると，骨髄や血液の中にある白血病細胞に対して効果を及ぼすことができるため，白血病の治療方法としては，化学療法が最も適しています。

化学療法の大きな欠点は，がん細胞だけでなく，正常な細胞も同時に攻撃してしまうことです。そこで，正常細胞は傷つけないで，がん細胞だけに効果を及ぼす**分子標的薬**が開発されました。分子標的薬は，がん細胞が持っている増殖や転移などに関係する異常箇所だけを標的にするため，がん細胞のみを狙い撃ちにすることができるのです。分子標的薬であるチロシンキナーゼ阻害薬（イマチニブなど）は，白血球を増殖させる異常なタンパク質を標的にして，その働きを抑える作用を持ち，慢性骨髄性白血病の治療において画期的な成果をあげています（くわしくは第7章➡61頁・第8章➡71頁参照）。

抗がん剤による化学療法は，増殖するがんを外から薬で攻撃して押さえ込もうとしますが，**がん免疫療法**では，人間がもともと持っているがん細胞を監視し攻撃する免疫（腫瘍免疫）の働きを内から活発にする治療法です。これまでは，腫瘍免疫を担当する細胞（T細胞など）を様々な方法で刺激して，がん細胞を攻撃する機能を高めるやり方が試みられてきましたが，十分な治療効果が得られませんでした。最近になって，これまでの治療法とはまったく異なる，がん細胞が免疫担当細胞の攻撃から逃れるのを防ぐ新しい方法が開発されました。これが「**免疫チェックポイント阻害薬**」です。この薬剤を使うと，がん免疫にブレーキをかけている仕組みを解除することができるため，免疫担当細胞ががん細胞を攻撃できるようになります（メモ「がん免疫とは」参照）。今後は，白血病治療の分野でも，このような新しいがん免疫療法が取り入れられるものと予想されます。

また最近では，患者さんの末梢血から採取したT細胞に，体外でCARと呼ばれる遺伝子を組み込む（遺伝子を導入する）ことで，T細胞が白血病細胞を集中的に攻撃できるようにして，患者の体内に戻す新規の治療が行われており，CD 19キメラ抗原受容体T細胞（Chimeric Antigen Receptor T cell：CAR-T）療法と呼ばれています。CAR-T療法は，がん免疫療法であるとともに，遺伝子治療でもありますが，再発難治性急性リンパ性白血病の一部で高い治療効果が報告されています（➡ 175頁，第14章参照）。

メモ　がん免疫とは

最近では「がん免疫」と呼ばれる仕組みにも注目が集まっています。私たちの体内の細胞は日々つくり変わっていますが，細胞がつくられる時にDNAに傷がついてしまうことがあります。DNAが傷ついた細胞は壊れてしまうことが多いのですが，まれに生き残ると腫瘍の元となることがあります。腫瘍の元となりうる細胞を壊してくれるのが「がん免疫」です。細菌やウイルス，アレルギーの原因物質など異物が体内に入ってくると，免疫細胞は自身の細胞ではないことに気づき，攻撃します。同じようにがん細胞に対しても自身と違う部分に気づき，攻撃してがん細胞が増殖しないようにする仕組みが「がん免疫」なのです。

さらに，がん細胞にはこのがん免疫を逃れる仕組みがあることが近年分かってきました。例えば，がん細胞はPD-L 1（programmed cell death 1 ligand 1）という目印を出しており，免疫細胞はPD-1（programmed cell death 1）という受け皿（受容体）を持っています。がん細胞のPDL 1に免疫細胞のPD 1がくっつくと，PD 1を出しているがん細胞を攻撃できなくなってしまうのです。そこでこういった攻撃ができなくなる仕組みを解除する新しい機序の薬剤（免疫チェックポイント阻害薬）が開発され，血液がんを含む様々ながんの治療に使われはじめています。

抗がん剤による治療について

みなさんの中には，抗がん剤は強い副作用があるため，かえって体が弱ってしまう恐ろしい治療だと思っている方もいるでしょう。また，抗がん剤を含む現代のがん治療全般に対して批判的な医師の主張やマスコミの報道を目にすることも多いと思います。

がんの中には抗がん剤がよく効くタイプと，まったく効き目のないタイプがあります（**表4-1**）。この中で，急性白血病は抗がん剤が最もよく効くがん，言葉をかえれば，抗がん剤の治療だけで病気を完全に治してしまうことができるがんの代表選手です。ですから抗がん剤による治療を恐れ，化学療法を受けないという選択をした場合は，白血病が治るチャンスを失ってしまうことになるわけです。

また，後ほど説明するように，現在では抗がん剤の副作用をやわらげ，安全に化学療法を進めるための様々な技術が進歩しています。抗がん剤による治療が，つらく危険な治療であるというのは過去の時代の話と思ってよいでしょう。抗がん剤による副作用とその対策については第6章（➡51頁）でくわしく説明します。

白血病化学療法の進め方

急性白血病と診断された時点で，患者さんの体内には10^{12}個（重さにして約1 kgに相当）の白血病細胞が存在すると推定されています。この多量な

表4-1　抗がん剤が有効ながん，無効ながん

①抗がん剤が非常によく効くがん（抗がん剤の治療のみで完全に治る）
　急性白血病，悪性リンパ腫，睾丸腫瘍，子宮絨毛がん，小児がん（ウィルムス腫瘍，横紋筋肉腫など）
②抗がん剤がある程度有効ながん（抗がん剤の治療で生存率，生存期間が改善する）
　卵巣がん，乳がんの一部，肺がんの一部（小細胞型に限る）
③抗がん剤がほとんど無効ながん（抗がん剤では治らない）
　上記①，②以外のすべてのがん

白血病細胞を抗がん剤により徹底的に攻撃して，限りなくゼロに近い状態まで減少させなければ，白血病が根治するということはないというのが現在の考えかたです。抗がん剤による攻撃は，①**寛解導入療法**，②**地固め療法**（場合によって③**維持療法**）という段階を踏んで行いますので，その治療の流れを理解する必要があります（**図 4-1**）。

白血病細胞に占領された骨髄に対して，強力な抗がん剤を投与すると，約2週間で骨髄は完全に破壊されて，からっぽになります。さらに2週間が経過すると，骨髄では正常な血液細胞の生産が回復してきます。この時点の骨髄を顕微鏡で調べて，白血病細胞が消滅していれば，「**完全寛解**」と判定されます。「**寛解**」とは「**見かけのうえで，骨髄から白血病細胞が消えて，正常な血液細胞の造血が回復した状態**」です。化学療法の第1段階は，骨髄中の白血病細胞を消滅させ，寛解という状態に到達することが目標であり，このための治療を「**寛解導入療法**」と呼びます。

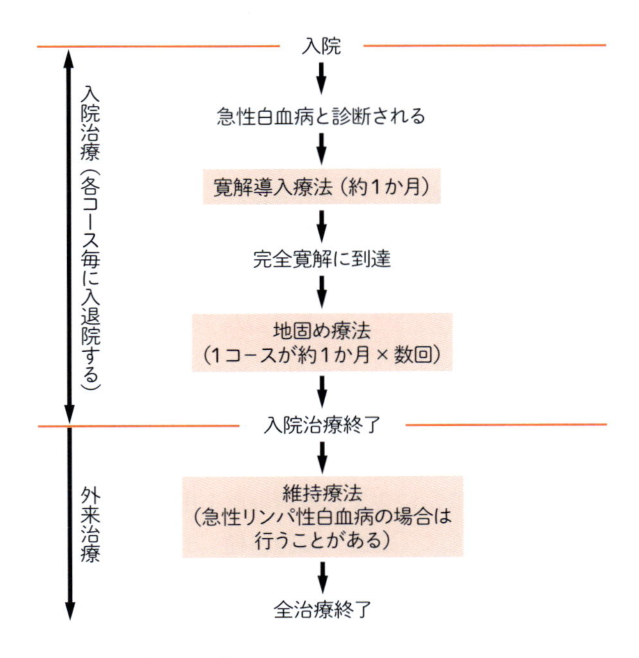

図 4-1　急性白血病治療のながれ

完全寛解になれば，正常な血液細胞が回復し，感染や出血のために生命に危険が及ぶ状態からは解放されます。しかし，完全寛解と判定された時点で，体内には約 10^9 個（重さにして約1gに相当）の白血病細胞が残っていると推定されており，寛解導入療法のみで治療を終了すると，必ず白血病は再発することがわかっているのです。顕微鏡で骨髄を調べて，白血病細胞がゼロとなっても，目に見えない敵が体内にじっと潜んで，再び増殖するすきをねらっており，この目に見えない白血病細胞の残党を，専門用語では「**微小残存病変**」と呼んでいます。白血病が治癒するためには，この微小残存病変を限りなくゼロに近いレベルにまで減らさなければなりません。

このために，寛解に到達した後に，寛解導入療法とほぼ同じ強さの強力な化学療法を数回くり返すことが必要であり，この治療を「**地固め療法**」と呼びます。寛解導入療法，地固め療法は，各コースとも約1か月程度かかり，その都度入院が必要となります。地固め療法が終了すれば晴れて治療終了ということになるわけですが，急性リンパ性白血病（ALL）の場合に限り，さらに外来で比較的弱い抗がん剤の投与を定期的に行う場合があり，「**維持療法**」と呼んでいます。地固め療法と維持療法の両者を合わせて，「寛解後療法」と称することもあります。寛解後療法の目的は微小残存病変をゼロに近づけ，白血病の再発を避けることにあります。次の第5章（➡ 39頁）では，この化学療法の流れにそった具体的な治療の方法についてくわしく説明します。

造血幹細胞移植で白血病を治す

超大量の抗がん剤や全身の放射線照射による処置の後に，健康な提供者（ドナー）から骨髄を採取して患者さんに移植する骨髄移植は，最も強力な白血病の治療方法として知られています。最近では，末梢血に動員した造血幹細胞や，造血幹細胞が豊富に含まれる臍帯血を用いた移植も広く行われているため，それらを総称して「**造血幹細胞移植**」と呼ばれるようになりました。また，骨髄バンクの登録ドナーの増加や臍帯血バンクの整備などにより，兄弟などの血縁者からドナーが見つからない患者さんでも，造血幹細胞移植を受けるチャンスが多くなってきました。

しかし，白血病と診断されたからといって，すべての患者さんが造血幹細胞移植を受けなければいけないわけではありません。白血病治療の進歩により，小児の急性白血病の約70%，成人の急性白血病の約30〜40%が，通常の抗がん剤による化学療法のみで治癒可能となっています。したがって，診断時の病気の性質や腫瘍の量，さらに通常の抗がん剤による治療の経過などから，造血幹細胞移植を受けなければ白血病の根治が期待できないと判断された患者さんのみが対象となるわけです。

造血幹細胞移植は原則として完全寛解に到達してから施行します。骨髄に白血病細胞が残存している，非寛解の時期に造血幹細胞移植を行っても，移植後の白血病再発が高率に起きることが知られています。寛解に到達しない治療抵抗性の患者さんは一般には移植の対象となりません。非寛解期白血病を対象とした移植は，前処置法などを工夫した臨床試験という設定が整った一部の施設でのみ実施されているのが現状です。

造血幹細胞移植の技術が進歩し，移植に伴う危険は年々低下しているものの，治療による臓器障害，様々な感染症，拒絶や移植片対宿主病（GVHD）などの移植免疫反応などの合併症により致命的な状態に陥る可能性はあります。このため，従来から行われてきた骨髄を完全に破壊する移植前処置（骨髄破壊的前処置）による造血幹細胞移植が可能な年齢は，これらの合併症に耐えることができると考えられている55歳を上限としています。

最近では，55歳以上の高齢患者さんについては，「強度減弱型前処置」または「骨髄非破壊的前処置」と呼ばれる，骨髄を完全に破壊しない新しい方法を用いた造血幹細胞移植が行われるようになってきました（➡ 102頁，第9章参照）。

また，若い患者さんであっても，移植に至るまでの治療期間中に，心臓や肺などの主要な臓器の機能が低下してしまった場合や，移植の際に問題となるような感染巣がある場合は，造血幹細胞移植の対象にはなりません。実際には，年齢にかかわらず，移植前の全身状態と合併症の有無についてHCT-CIスコアと呼ばれる評価法を算出して，移植が安全に施行できるかどうかを見定めています。

造血幹細胞移植が必要な病状であり，年齢や臓器の機能が移植に問題ないと判断されても，自分に適合した提供者（ドナー）が存在しなければ移植はできません。後にくわしく解説しますが，他人から骨髄や末梢血幹細胞の提供を受ける場合は，HLAという白血球の型が完全に一致したドナーが必要であり，同胞（兄弟姉妹）が1名だけなら，HLAの一致する確率は25%にすぎません。同胞などの血縁者からドナーが見つからない場合，骨髄バンクや臍帯血バンクを通じて，血縁者以外のドナーから造血幹細胞移植が可能で，この治療法の恩恵を被ることのできる患者さんの数は，飛躍的に上昇しています。さらに，最近では移植後の免疫抑制法を工夫することで，HLAが完全に一致していない血縁者をドナーとする「HLA半合致移植（ハプロ移植）」が臨床試験として行われるようになりました。HLAが半合致する確率は，親子であれば100%，兄弟であれば75%であるため，HLA半合致移植を用いると，ほとんどすべての患者さんにドナーを見つけることができます。

なお造血幹細胞移植については第9～11章でくわしく説明します。

コラム

「悪党は皆殺(みなごろ)し」という考え方

急性白血病の化学療法は時間がかかります。寛解導入療法が成功して，骨髄から白血病細胞が消えても，地固め療法をしつこくくり返し，さらに仕上げに造血幹細胞移植まで行う場合も少なくありません。そのため治療期間が長くなり，患者さんたちからは，「先生，この治療スケジュールをもう少し短くするわけにはいきませんかね」などと言われてしまいます。なぜ，このように時間のかかる治療が必要かを説明するには，みなさんに急性白血病の治療理念を紹介しなければなりません。

現代の急性白血病の治療は，英語で「**total cell kill**(トータル セル キル)」と呼ばれる理念に基づいています。「total cell kill(トータル セル キル)」とは，「**体内の白血病細胞をゼロにするまで根絶しない限り，白血病の治癒は得られない**」という考え方で，マウスの白血病をモデルにした実験の結果から提唱されたものです。ヒトの白血病においてもこの理念があてはまると推定されています。つまり，悪党（白血病細胞）を 1 人残らず殺してしまえば，悪の組織（白血病）を壊滅できるが，中途半端な攻撃（治療）により皆殺しが達成できなければ，生き残った悪党の残党（残存白血病細胞）がまた台頭してくる（白血病の再発）ということあり，「total cell kill(トータル セル キル)」とは「悪党は皆殺(みなごろ)し」という考え方であると言えるでしょう。

32 頁でも述べたように，急性白血病の治療前には患者さんの体内に 10^{12} 個（重さにして約 1 kg 相当）の白血病細胞があり，寛解導入療法により完全寛解に到達すると，それが 10^{9} 個（重さにして約 1 g 相当）まで減少するわけですが，まだ悪党は全滅しているわけではありません。白血病の治癒を勝ち取るには，長期にわたる寛解後の治療（地固め療法・造血幹細胞移植）を継続することで，この残存白血病細胞をゼロにまで減少させる必要があるのです。時間がかかるからといって，治療スケジュールを省略するということは，悪党どもを皆殺(みなごろ)しにできず，情けをかけて取り逃がすことと同じ行為です。「トータル　セル　キル」が達成できなければ白血病は治らないということを肝に銘じて，長い治療を上手に乗り切りましょう。

第5章

抗がん剤による白血病治療の実際

第４章では白血病の化学療法の概略について示しましたが，この章では実際の治療のながれにそってくわしく説明します。

なお，本章で説明する寛解導入療法，地固め療法などで使用する薬剤の種類，投与スケジュール，治療期間については，各治療施設がその時点で採用している治療プロトコールにより大きく異なるため，本書の記述と一致しないことがあります。治療の具体的な内容については，主治医の先生に直接きいてみてください。

白血病に対する最初の攻撃 ～寛解導入療法～

第3章（➡20頁）で説明したように，急性白血病にかかった骨髄は，雑草（白血病細胞）に占領され，作物（正常な血液細胞）を生産，出荷できなくなってしまった畑と同じです（**図5-1** ①）。急性白血病の治療は，まず抗がん剤という武器を使って，この雑草を根こそぎ破壊し，骨髄をからっぽの状態にすることが必要です（**図5-1**）。

抗がん剤による治療を開始してから約14日後には，薬の効果により骨髄は完全にからっぽになります（**図5-1** ②）。耕運機などで整地した，何の草も生えていない，がらんとした畑の姿を想像してください。この時期には，自分の骨髄ではまったく血液をつくることはできなくなるために，血液検査をみると，細菌と戦う白血球である好中球の数はゼロとなり，ヘモグロビンや血小板の数も非常に少なくなります。この時期は感染，貧血，出血などの重大な合併症が発生しやすいために注意が必要です。

治療を開始してから約4週後には，抗がん剤による治療の効果が表れ，体内にある白血病細胞の総数が10^9個以下にまで減少し，正常な血液細胞の生産（造血）が回復してきます。畑（骨髄）を占領していた雑草（白血病細胞）は死滅し，正常な作物（血液細胞）の生産が再開されるようになるということです（**図5-1** ③）。この時期に骨髄穿刺（せんし）を行い，顕微鏡で見て骨髄中の白血病細胞が5％以下となり，血液検査で白血球数，血小板数などのデータが正常に戻った状態を「**完全寛解**」と呼びます。また，患者さんを完全寛解に導くための治療法を「**寛解導入療法**」と呼んでいます。

「**寛解**」とは「**見かけのうえで，骨髄から白血病細胞が消えて，正常な血液細胞の造血が回復した状態**」です。最近の治療法の進歩により，日本の主要な白血病治療機関の集まりである成人白血病治療共同研究機構（Japan Adult Leukemia Study Group：JALSG）の報告では，65歳以下の急性骨髄性白血病（急性前骨髄球性白血病は除く）において，患者さんの約80％が完全寛解に到達できるようになりました。

完全寛解になれば，骨髄の畑は健康な時の状態に戻り，さかんに作物を生

① **治療前の骨髄**

正常な作物（血液細胞）は雑草（白血病細胞）に妨害されて正常に生育できない

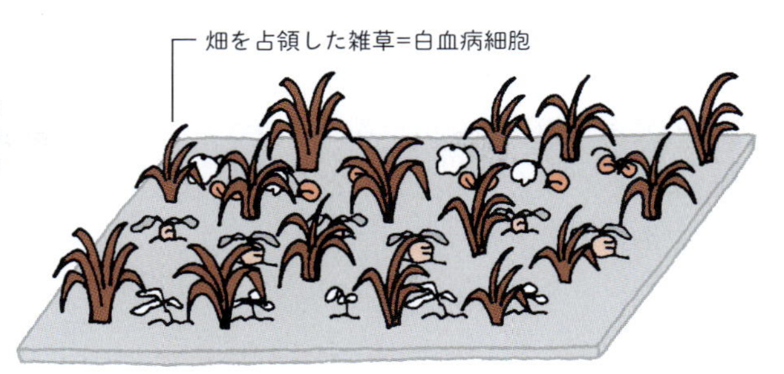

約14日
抗がん剤を投与して，雑草（白血病細胞），作物（正常血液細胞）ともに徹底的に破壊する

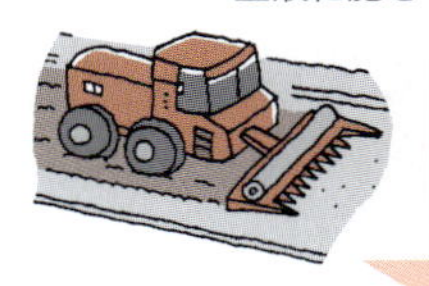

② **抗がん剤開始後約2週間後の骨髄**

畑は抗がん剤の作用により，ほとんど何もはえていないからっぽの状態となる

約14日

③ **抗がん剤開始後約4週間後の骨髄**

畑を占領していた雑草=白血病細胞は完全に消失している

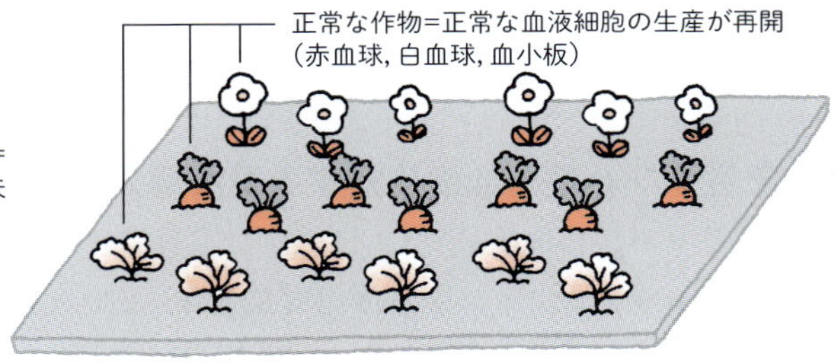

図 5-1　寛解導入療法

産，出荷できるようになります。血液検査でも赤血球（ヘモグロビン），白血球，血小板の数値も正常となり，それぞれの仕事が行われるため，生命に危険が及ぶ状態から脱出することができるのです。したがって，なるべく早く，なるべく安全な方法で，完全寛解に到達することこそが，急性白血病の治療における最大の目標といえます。

寛解導入療法の実際

1）急性骨髄性白血病に対する寛解導入療法

急性骨髄性白血病（AML）に対する寛解導入療法としては，①ダウノルビシン（DNR）とシタラビン（Ara-C）という2種類の抗がん剤の組み合わせ（DNR/Ara-C療法），②イダルビシン（IDR）とシタラビン（Ara-C）という2種類の抗がん剤の組み合わせ（IDR/Ara-C療法）があり，①②のどちらかを選択するのが標準的な治療となっています。

薬剤の投与スケジュールは，① DNR/Ara-C療法は，ダウノルビシン：治療第1日目より5日間連続点滴 + シタラビン：治療第1日目より7日間連続点滴，② IDR/Ara-C療法は，イダルビシン：治療第1日目より3日間連続点滴 + シタラビン：治療第1日目より7日間連続点滴を行います。点滴する期間や薬剤の量は，患者さんの年齢や，治療開始後の採血結果などにより変更される場合もあります。

なお，急性前骨髄球性白血病の寛解導入療法は，他のAMLとは異なるため，第12章（➡ 138頁）で別に改めて説明します。

2）急性リンパ性白血病に対する寛解導入療法

急性リンパ性白血病（ALL）に対する寛解導入療法では，診断時に白血病細胞がフィラデルフィア染色体（Ph染色体）という異常を持っているかどうかによって治療方針が異なります（**図5-2**）。

a）フィラデルフィア染色体陰性ALLの場合

フィラデルフィア染色体を持たないALLの場合は，通常の抗がん剤を使用した化学療法による寛解導入を行いますが，治療開始時の年齢により治療の内容が異なります。思春期および若年成人には，成人のものよりずっと強力な小児に対するプロトコール（治療計画➡50頁，コラム「プロトコールってなに？」参照）に準じた治療を行います。若年成人の上限を何歳までとするかは，まだ定まっていませんが，おおよそ25～30歳ぐらいまでの患者さんが小児型プロトコールの適応となります（日本血液学会・造血器腫瘍診療

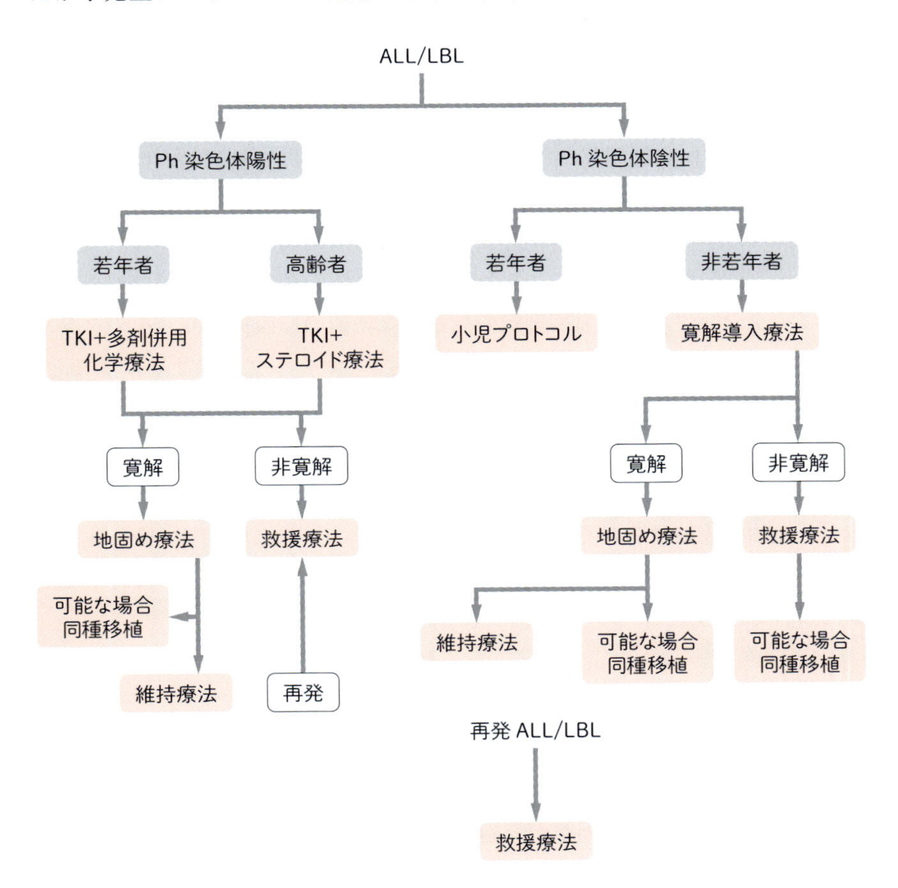

図 5-2　急性リンパ性白血病の病型別治療方針

（一般社団法人　日本血液学会（編）　造血器腫瘍診療ガイドライン 2018 年版，金原出版，p 61 より転載）
ALL/LBL：急性リンパ性白血病/リンパ芽球性リンパ腫
TKI：チロシンキナーゼ阻害薬
Ph 染色体：フィラデルフィア染色体

ガイドライン 2018年版による)。それ以上の年齢では，従来の成人型プロトコールによる寛解導入療法を行いますが，ビンクリスチン，プレドニゾロン，ダウノルビシン，シクロホスファミド，L-アスパラギナーゼという5つの薬剤が投与されます。

b) フィラデルフィア染色体陽性 ALL の場合

成人 ALL のうち約 20〜30%の患者さんが，第22番の染色体が正常より短くなったフィラデルフィア染色体と名付けられた染色体の異常を持っています。この異常は第9番染色体にある *ABL1* 遺伝子領域と，第22番染色体にある *BCR* 遺伝子領域で，各々の染色体の一部が切断され，入れ替わる「相互転座」と呼ばれる現象により発生します。その結果，*BCR-ABL1* キメラ遺伝子と呼ばれる，正常人には存在しない異常な遺伝子が形成され，この遺伝子から BCR-ABL1 チロシンキナーゼと呼ばれるタンパク質がつくられます。このタンパク質が白血病細胞の無秩序な増殖の原因であり，そのタンパク質を標的としたチロシンキナーゼ阻害薬(イマチニブ，ダサチニブなど)が開発されました。これまでフィラデルフィア染色体陽性 ALL は，抗がん剤が効きにくく，治癒がむずかしいタイプの白血病でしたが，チロシンキナーゼ阻害薬を併用した寛解導入療法や地固め療法が行われるようになってから，その治療成績は著しく改善されています。フィラデルフィア染色体については第7章(➡ 65頁)で，フィラデルフィア染色体陽性 ALL に対する治療については第12章(➡ 143頁)でくわしく説明します。

再発を防ぐための治療 〜地固め療法〜

寛解になれば，白血病細胞が骨髄から消えて，血液検査の数値も正常に戻るわけですから，なぜ「治った」(私たち医師の使う言葉では「治癒(ちゆ)」した)と言わないのでしょうか。それは，完全寛解になっても，患者さんの体の中には少数(10^9 個以下)の白血病細胞が必ず残っており，寛解導入療法だけで治療を止めてしまえば，将来，白血病細胞がまた骨髄に現れ，増殖して，治療前の状態に戻ってしまう(この状態を「再発」と呼びます)からです。先ほど

「寛解」という言葉の意味は「見かけのうえで，白血病細胞が消えたこと」であると説明したのは，この理由からです。骨髄の畑がきれいになって，正常な作物の生産が戻っても，その畑の土の中には，雑草（白血病細胞）の残党が（少数ではありますが）潜んでおり，また増える機会をうかがっているというわけです。

私たちは白血病を完治させることを目標として治療しているわけですから，寛解に導いたら，次に再発を防ぐための治療を直ちに始めなければなりません。この治療を「**地固め療法**」といいますが，寛解となった骨髄の畑をさらにきれいにして，その土地が本当に健康な状態となるように固めるための治療であると考えてください。その内容は最初の攻撃である寛解導入療法と大きな違いはなく，正常となった骨髄に対して，寛解導入の時とほぼ同じ強さの抗がん剤を注射して，また骨髄を破壊するわけです（**図 5-3**）。すると最初の治療の時と同様に，14 日で骨髄はからっぽになりますが，1 か月で血液をつくる能力は回復します。この地固め療法をくり返すことにより，体の中に残っている目には見えない白血病細胞の残党を掃除し，白血病細胞を限りなくゼロに近づけることによって，再発は防ぐことができるのです。

現在，日本で行われている急性骨髄性白血病（AML）の地固め療法は，①シタラビン（Ara-C）大量療法（合計 3 コース），②異なる種類のアントラサイクリン系抗がん剤を用いた多剤併用療法（合計 4 コース）のどちらかが選択されることが多くなっています。

シタラビン大量療法は，寛解導入時などに投与する標準量の 40〜50 倍に増量した大量の薬剤を投与する方法です。CBF（core binding factor）白血病は，8 番と 21 番の相互転座 t（8；21），または 16 番染色体の逆位 inv（16）などの染色体異常を伴い，予後良好（白血病が治癒しやすい）と予測される AML の病型の 1 つです。シタラビン大量療法は，CBF 白血病に対する治療効果が特に高いことが知られています。

多剤併用療法による地固め療法には，ミトキサントロン，ダウノルビシン，アクラルビシンという種類の異なるアントラサイクリン系抗がん剤とシタラビンの併用と，エトポシド，ビンクリスチン，ビンデシンを含む A-triple V と呼ばれる治療が含まれています。この多剤併用療法は，寛解導入の化学

地固め療法前の骨髄

①完全寛解となっても，畑（骨髄）の中には目に見えない微量の雑草の残党（微小残存白血病）が残っている

②再び寛解導入療法の時と同じ程度の強さの抗がん剤をくり返し投与して，微量に残っている白血病細胞を破壊する

正常な作物＝正常な血液細胞の生産が再開（赤血球，白血球，血小板）

畑を占領した雑草＝白血病細胞は完全に消失している

約14日

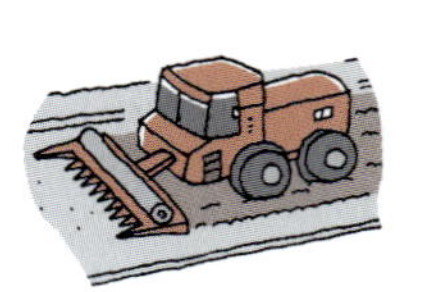

地固め療法開始後約2週間目の骨髄

③畑は抗がん剤の作用により，ほとんど何もはえていないからっぽの状態となる

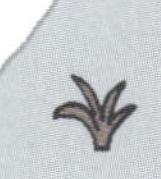

約14日

⑤寛解となってから，このような地固め療法を，数回くり返すことにより，微小残存病変をゼロに近づけて再発を防ぐ

地固め療法開始後約4週間目の骨髄

④雑草の残党（微小残存病変）は地固め療法前より減少している

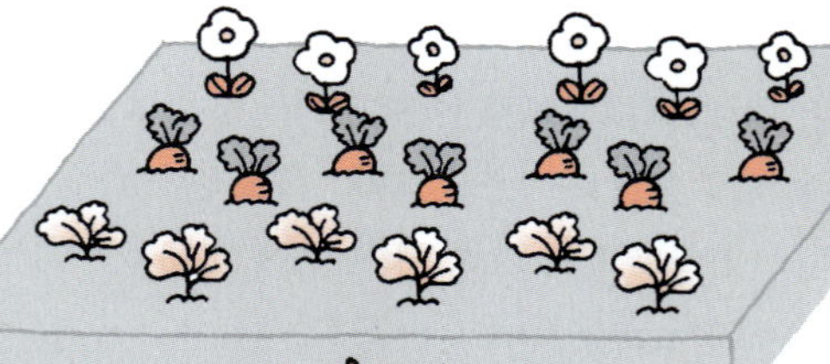

図 5-3 地固め療法

療法では使用していない多種類の抗がん剤も用いて，残存白血病を攻撃する方法です。

一方，急性リンパ性白血病（ALL）の地固め療法は，脳などの中枢神経系への白血病細胞の浸潤を予防するために，①シタラビン大量療法，②メトトレキサート（MTX）大量療法を含む多剤併用療法を複数回くり返す治療が行われています。

維持療法

地固め療法が終了しても，外来通院でさらに抗がん剤による治療を継続する場合があり，維持療法と呼ばれています。維持療法の目的も，地固め療法と同様に，体内に残っている微量の白血病細胞をできる限りゼロに近づけることにあります。

現在，急性骨髄性白血病（AML）では維持療法は行われていません。その理由は，AMLでは維持療法が予後（白血病の治りやすさ）を改善するという証拠がないからです。

一方，急性リンパ性白血病（ALL）については，多くの研究で維持療法の有効性が認められており，寛解導入療法開始日より数えて，満2年が経過するまで，メルカプトプリン（内服），メトトレキサート（内服），プレドニゾロン（内服），ビンクリスチン（月1回の注射）の4種類の薬剤による治療を続けることになります。これらの治療は入院中に行った化学療法とは異なり，ほとんど副作用がなく，仕事や学業に支障をきたすことなく継続できます。

寛解後療法が終了しても，白血病の再発が起こっていないかチェックするために，定期的な通院，採血検査が必要です。急性白血病の再発は，通常寛解後3〜5年以内に発生し，5年以降の再発は極めてまれです。したがって，患者さんには，たとえ体調がよくても，最低5年間は外来通院を続けてもらうことになります。つまり，寛解となってから5年以上たっても白血病が再発しなければ，やっと「治った」と判定されるといってもよいでしょう。

抗がん剤の髄腔内投与（髄注）

骨髄や血液中だけでなく，脳や脊髄などの中枢神経に白血病細胞が侵入してくる場合があり，激しい頭痛や意識障害などの症状を引き起こし，白血病治療のうえで大きな支障をきたすことになります。このような**中枢神経白血病**を予防する目的で，急性白血病の治療スケジュールの中には，抗がん剤の髄腔内投与（髄注）が組み込まれています。

通常の抗がん剤は点滴などにより静脈血に注射されますが，脳には有害な薬剤が入ってこないように見張っている関所のような仕組み（血液脳関門）があるため，点滴した抗がん剤は脳や脊髄には十分行きわたりません。このため，点滴のみの治療では，中枢神経に侵入しているかもしれない白血病細胞を攻撃するには不十分であり，腰椎穿刺という方法で，脊髄のまわりに針を刺して，直接抗がん剤を注射する治療が必要となります。この治療を**抗がん剤の髄腔内投与**（**髄注**）と呼びます。患者さんの中には，名前が似ているために，骨髄と脊髄がごっちゃになってしまう方がいますが，脊髄は脳につながる重要な神経で，骨髄とはまったく別な臓器であり，髄腔内投与といっても骨髄の中に薬剤を注入するわけではありません。

髄注は地固め療法各コースの治療開始日に合わせて行われることが多く，髄注可能な抗がん剤である，メトトレキサート，シタラビン，副腎皮質ステロイド（プレドニゾロン，デキサメタゾンなど）の３種類を組み合わせて注射します。この治療の副作用としては，髄注直後の足の熱感や腰の痛み，腰椎穿刺後に生ずる頭痛などがありますが，通常は一時的なものです。一般に急性リンパ性白血病（ALL）は中枢神経白血病の合併する頻度が高いため，髄注の回数が多くなります。急性骨髄性白血病（AML）では髄注が省略される場合もあります（シタラビン大量療法による地固め療法を行う場合など）。発症時や治療経過中に中枢神経白血病を合併した場合には，髄注に加えて抗がん剤の髄腔内濃度を上げることのできる大量メトトレキサート療法および大量シタラビン療法が行われます。大量メトトレキサート療法，大量シタラビン療法を受けた後から，中枢神経白血病を発症した場合は，これらの治療が無効と考えられるので他の治療を考慮します。中枢神経への放射線照射

（全脳照射など）も，中枢神経白血病の予防および治療に対する選択肢の1つですが，照射後晩期の後遺症（白質脳症，認知機能低下など）が問題となるため，選択には注意が必要です。

コラム

プロトコールってなに？

白血病の治療について説明を受けた時に，「**プロトコール**」という言葉を耳にしたことはありませんか。医師は，「あなたの病気はJALSG ALL 202-0プロトコールにより治療します」とか，「このプロトコールによれば，地固め療法を5サイクル行うことになっています」という具合にこの言葉を使用しています。

「プロトコール（protocol）」とは，もともと「外交や社交上の礼儀や約束事」という意味の英語です。つまり，「皇居で行われる宮中晩餐会に招待された場合に，どんな服装で出席したらよいか」というような規範を表す言葉だったのです。

がん治療の世界では，プロトコールという言葉を，「ある病気の治療遂行について定めた詳細な計画」という意味で使っています。例えば，「JALSG ALL ○○プロトコール」という名称には，「JALSG（成人白血病治療共同研究機構）という研究団体が立案した，急性リンパ性白血病を対象とする治療研究のための計画」という意味がこめられています。白血病の治療には，なぜ，このようなプロトコールが必要なのでしょうか。

白血病の治療はまだ完全なものではなく，発展途上にあるわけですが，個々の医療機関が少数の患者さんを相手に，勝手に思い思いの治療を行っても，その治療法が本当に優れているか，安全であるかということを科学的に証明することは困難です。そこで，現在では，その時点で最も有効であると予想される治療法を，多数の病院で，大勢の患者さんたちに実施することで，その治療効果や安全性を評価するという方法が一般的になりました。多数の病院の医師たちが，共通の治療法を円滑に，誤りなく施行するためには，様々な「共通の約束事」=「プロトコール」が必要です。したがって，プロトコールには，治療の対象となる患者さんの設定，薬剤の投与スケジュール，副作用が生じた場合の対処，治療効果の判定法などについて詳細に記載されており，そのプロトコールに参加する医師はその規定を遵守する義務があります。当然のことながら，プロトコールの内容は，数年おきに最新の進歩を取り入れながら改訂，更新されていきます。

患者さんは「プロトコール」という言葉を耳にしたら，自分の白血病治療を円滑に遂行するために定められた大切な計画書であると理解すればよいと思います。また，各プロトコールには患者さんのための説明書が添付されていることが多いので，主治医の先生から説明書のコピーをもらっておくとよいでしょう。

第6章

抗がん剤の副作用とその対策

現代の急性白血病に対する化学治療は，とても強力なものとなっているため，急性白血病にかかった患者さんの約80%が寛解となり，生命の危機から解放されるというすばらしい効果があります。しかし反面では抗がん剤の副作用も強く出る可能性があり，その対策が重要です。抗がん剤の副作用を予防したり，やわらげたりする治療も，近年，非常に進歩してきました。

抗がん剤の副作用とは

体内の白血病細胞を撲滅するために必ず使用しなければならない抗がん剤は，残念ながら全身の様々な臓器に影響を与えて，多彩な副作用が発生する可能性があります（**表6-1**）。言い換えれば，副作用のない抗がん剤というものは，現在のところ，世の中に存在しません。

また，**表6-2**に示したように，抗がん剤の副作用は，投与直後に発生するものから，投与後何年も経過してから発生するものまであり，抗がん剤使用後は長期間にわたる注意が必要です。

抗がん剤を投与された患者さんに発生する可能性がある副作用を予想し，あらかじめその副作用が発生しないように予防対策を行ったり，副作用が生じた場合は，その副作用を消すための治療を強力に行ったりします。この対

表6-1　臓器別にみた抗がん剤の主な副作用

①骨髄抑制：貧血，白血球減少による発熱・感染，血小板減少による出血
②消化管障害：嘔気・嘔吐，味覚障害・食欲不振，下痢，便秘，消化管潰瘍
③粘膜障害：口内炎，口腔内潰瘍，肛門周囲の皮膚粘膜障害
④肺毒性：間質性肺炎，肺水腫
⑤肝毒性：肝機能障害
⑥心毒性：心筋障害，心不全，不整脈
⑦腎泌尿器毒性：腎機能障害，出血性膀胱炎
⑧神経毒性：中枢神経障害，末梢神経障害
⑨皮膚毛髪毒性：薬疹，脱毛，皮膚色素沈着，爪の変化
⑩性機能障害：月経停止，不妊，性欲減退，インポテンツ
⑪その他：全身倦怠感，二次性発がん

表6-2　症状の発現時期からみた抗がん剤の副作用

①即時型（薬剤投与直後～数日）
　ショック，発熱，発疹，嘔気・嘔吐，不整脈，腎不全，出血性膀胱炎
②早期型（薬剤投与後数日～数週）
　血球減少による貧血・感染・出血傾向，口内炎，下痢，便秘，脱毛，肝障害
③遅延型（薬剤投与後数週～数か月）
　皮膚色素沈着，心筋障害，間質性肺炎，末梢神経障害によるしびれ
④晩発型（薬剤投与後数年）
　二次発がん，不妊，白質脳症，成長障害

策や治療を,「**支持療法**」という名前で一括して呼んでいます。副作用を最小限に抑えて,安全に抗がん剤による治療を行うためには,この支持療法が非常に重要であり,白血病治療が成功するかどうかの鍵を握っているといってもよいでしょう。

寛解導入のための治療を開始すると,感染予防のための薬剤投与なども同時に行うため,病棟の看護師が日常生活の注意や,口腔ケアなどの指導にやって来ます。患者さんは指示された服薬や,生活上の注意点をきちんと守っていれば,副作用によるつらい症状を最小限に抑えて治療を遂行することができます。

消化器症状とその対策

抗がん剤の注射を受けて最初に表れる副作用は嘔気(はき気),嘔吐(吐く),食欲低下などの消化器症状(**図 6-1**)です。こうした副作用は脱毛とならんで有名な副作用ですが,新しい制吐剤(吐き気を止める薬)である「セロトニン 5-HT$_3$ 受容体拮抗薬」と「NK 1 受容体拮抗薬」が開発されてからは,この副作用で困ることは少なくなりました。抗がん剤投与開始前に,これらの薬剤を予防的に併用することで,嘔気は我慢できる程度に抑えられるため,嘔吐もほとんどなく治療ができます。それでも,嘔気・嘔吐が発生した場合には,制吐剤が適宜追加投与されます。

抗がん剤の点滴中は,食欲がなければ,無理に食事を食べないほうがよく,もし,食事が食べられても腹 8 分目にしておいたほうが吐きにくくなります。まったく食欲がなくなってしまったら,中心静脈に挿入したカテーテルから高カロリー輸液という栄養分の高い点滴を行います。

まれに,明らかに心理的な原因によると思われるような吐き気があり,まだ点滴を開始する前から,抗がん剤を注射されると気持ち悪くなるという想像だけで吐いてしまうこともあります。このような状態を「予期性悪心・嘔吐」と呼びます。予期性悪心・嘔吐には,不安を取り除くようなベンゾジアゼピン系抗不安薬などを処方して対処します。

化学療法後には便秘になる場合と,下痢になる場合があります。便秘はビンカアルカロイド系抗がん剤（ビンクリスチン，ビンデシンなど）の副作用により，腸が動かなくなると発生します。便秘の程度によっては強力な下剤の投与が必要となる場合があります。また，下痢は種々の抗がん剤による腸の粘膜障害，白血球減少による感染，抗菌薬の使用の影響などが原因です。痔や肛門周囲のただれは，感染の原因となるので，おしりを清潔に保つことは非常に重要です。

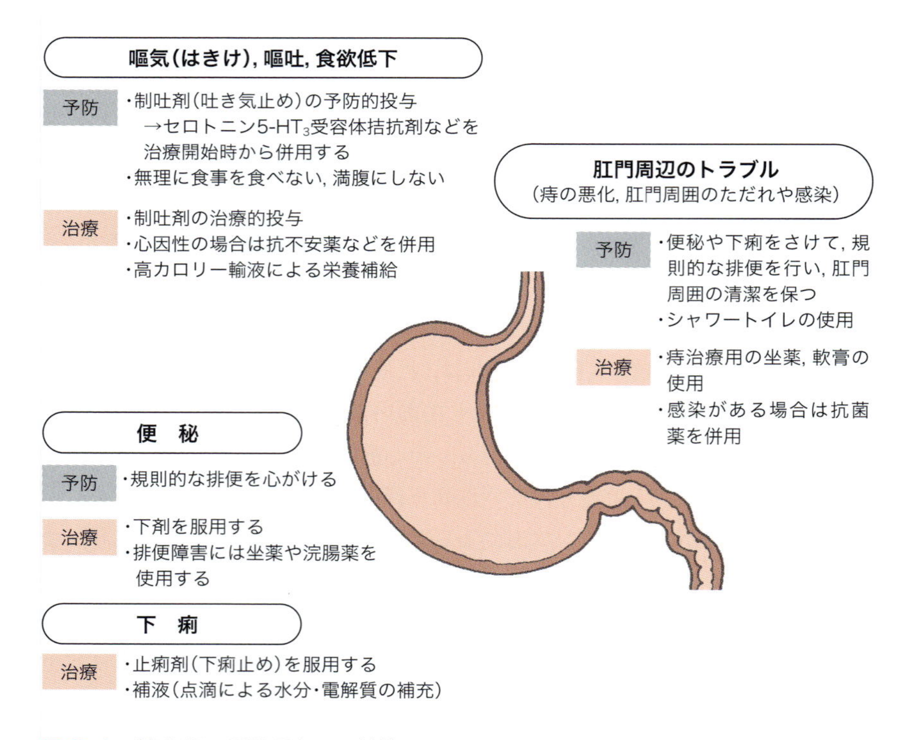

図6-1　消化器の副作用とその対策

脱毛と皮膚・爪の障害

抗がん剤の注射を受けて2週間が過ぎる頃になると，脱毛の副作用が表れます。特に急性白血病に使用する抗がん剤の大部分は脱毛を起こす可能性があります。もちろん永久的に脱毛するわけではなく，抗がん剤の治療が終了すれば元に戻ります。生命に関わる副作用ではありませんが，特に女性の患者さんでは精神的なショックが問題となります。毛髪以外にも，抗がん剤の使用の影響で，皮膚の色素沈着や爪の変化などが出現することがありますが，これらも治療が終われば回復します。

血球減少とその対策

抗がん剤の治療を開始して約2週間後には，骨髄は完全にからっぽになり，血液細胞をつくる能力がなくなるために，血液中の赤血球，白血球，血小板の数は最低となります。抗がん剤投与後の血球減少期は，貧血，感染，出血という，生命にかかわる重大な合併症を引き起こす可能性が高い時期であり，厳重な対策が必要となります。

1）赤血球減少

前に説明したように（➡3頁），赤血球が減少すると貧血となり，動悸，頭痛，息切れなどの症状が表れ，放置すれば心不全となってしまいます。目安としては，ヘモグロビン7～8 g/dL以上を維持するように赤血球輸血を行いますが，それ以上の数値でも症状を認めたり，急激に進行する貧血の場合には適宜輸血をする場合もあります。

2）白血球減少

白血球，特に好中球が減少すると，細菌などの外敵に対する抵抗力が低下し，感染を起こしやすくなります。敗血症，肺炎などの重症な状態に発展することもあり，白血病治療の副作用の中では最も注意が必要なものです。

図6-2に示したように，抗がん剤投与後，白血球の数は急激に減少して，

10日目頃には白血球数が500/μL以下が続く「nadir（ナディア，骨髄抑制期）」と呼ばれる時期となります。この時期は病原菌から体を守ってくれる好中球がゼロとなるので，感染や発熱のトラブルが非常に起こりやすくなります。21〜28日目以降になると正常な好中球の生産（造血）が再開されるので，白血球数も回復し，感染のリスクも低くなります。急性白血病の化学療法では，この危険なnadirの時期を避けることはできないので，われわれ医療チームは強力な支持療法をほどこします。患者さんができるだけ安全にこの期間を通り抜けることができるように，最大限のサポートをしていきます。

感染の予防対策として最も重要なことは，患者さん，医療スタッフ，面会者などが手指衛生（手洗い，速乾性アルコール製剤による手指消毒）を徹底して行うことです。また，うがいや歯磨きなどで口腔内をきれいにしておくこと（口腔ケア）や，真菌（アスペルギルスなどのかび）による感染予防を目的として，特殊なフィルター（ヘパフィルター）を用いた送風ができる無菌病棟や，無菌室が使用されます。血液内科の病棟では，病室への生花の持ち込みや，果物などの生ものの差し入れをお断りしているのも感染予防のため

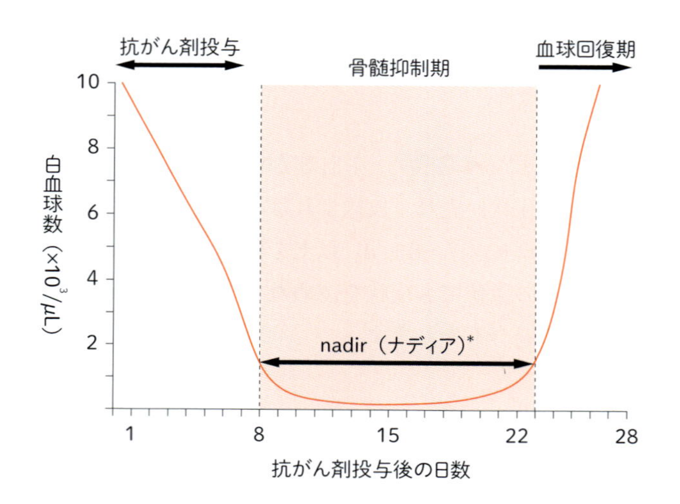

図6-2　抗がん剤投与後の白血球の変動

*nadir（ナディア，骨髄抑制期）：化学療法後に白血球数が最低値となっている期間をnadirと呼ぶ．英語で「谷底」という意味．感染症や発熱などのトラブルが最も多い時期

です（**表 6-3**）。

完璧な予防をしていても，多くの患者さんは nadir の時期に 38℃以上の高熱を経験します。これは「**好中球減少時の発熱**」と呼ばれるもので，感染症が原因の大部分を占めると考えられています。どこで感染が起こっているのか（感染巣）や，感染の原因となる病原菌の特定が困難な場合が多く，好中球減少時の発熱の特徴となっています。発熱が出現した場合は，感染を起こす可能性のある病原菌に効果が期待できる，抗菌薬，抗真菌薬の強力な投与を直ちに行います。近年，好中球の回復を促進する造血因子の G-CSF（顆粒球コロニー刺激因子）という薬が使用できるようになり，好中球減少の期間が短くなるようになりました。これによって感染症の重症化をくい止めることができるようになり，さらに化学療法の安全性が高まってきました。

3）血小板減少

血小板が減少すると出血症状が表れます。皮膚に出血斑（青アザ）ができたり，月経による出血，歯ぐきからの出血や鼻血が止まりにくくなったり，脳や胃腸など大切な臓器に出血が起こると命にかかわります。この対策としては，血小板輸血により血小板数を 2万 /μL 以上に維持しておけば，危険な出血は予防することができます。歯磨きには特別な柔らかい歯ブラシを使

表 6-3　白血球（好中球）減少に対する対策

A. 予防対策
- 手指衛生（手洗い，速乾性アルコール製剤による手指消毒）
- マスクの着用
- 加熱食（生ものは食べない）
- 生花の持ち込み禁止
- 口腔ケア（うがい，歯磨き，う歯の処置）
- 肛門部の衛生保持
- 予防的抗菌薬・抗真菌薬投与
- G-CSF 投与（予防的）

B. 感染症治療
- 抗菌薬投与
- 抗真菌薬投与
- G-CSF 投与（治療的）

用したほうがよいでしょう。血小板数が低い時には，一般的な鎮痛解熱薬である非ステロイド系抗炎症薬（NSAIDs：non-steroidal anti-inflammatory drugs）は使用できません。この理由は，NSAIDsが血小板の機能を低下させて，出血を起こしやすくするためです。その代わりにアセトアミノフェンという薬で対応します。

口内炎とその対策

抗がん剤による副作用として最もよくみられるものに口内炎があります。これは抗がん剤の白血球減少などの副作用により，口の中の粘膜が障害されて起こるもので，白血球数の回復とともに改善します。口内炎の予防のために，頻回のうがいや適切な歯磨きにより口の中を清潔にしておく必要があります。また，カンジダ感染を疑う場合は抗真菌薬を，単純ヘルペスウイルス感染を疑う場合は抗ウイルス薬を投与します。

その他の副作用

まれに，心臓，肝臓，腎臓などの臓器の機能が抗がん剤の影響で低下することもありますが，治療中は定期的にそれらの臓器の機能をチェックし，もし低下があれば原因と考えられる薬を減量，中止します。

以上のように，抗がん剤の治療中には様々な副作用が表れる心配があります。しかし患者さんが，治療チームの指導を守り，副作用の予防対策をきちんと実行すれば，比較的安全に治療を進めることができる時代となりました。このような副作用対策（支持療法）の進歩が，白血病の治療成績の向上に大きく貢献しているのです。

コラム

なぜこんなにたくさんのくすりをのむの?

患者さんは治療が開始になると毎日たくさんの薬をのまなければなりません。これらは，ほとんどが感染症を中心とする化学療法の副作用を予防するための薬なのです。

なかには，のみにくい薬もあり，患者さんの悩みのタネとなっていますが，なぜこれらの薬をのまなければならないかを理解すれば，がんばって服薬できるのではないでしょうか。以下に，急性白血病の化学療法の時に処方する頻度が高い内服薬を紹介します。

①細菌感染予防　キノロン系抗菌薬（レボフロキサシンなど）。好中球減少期の細菌感染予防を目的とします。
②真菌感染予防　アゾール系抗真菌薬（フルコナゾールなど）。空気中に存在し，肺炎などの原因となる真菌（カビ）の感染予防を目的とします。
③ニューモシスチス肺炎の予防　スルファメトキサゾール・トリメトプリム合剤（ST 合剤，商品名バクタ）。免疫力が低下した患者に発生しやすい，ニューモシスチス肺炎予防を目的とします。
④腫瘍崩壊症候群による腎機能障害予防　アロプリノール。抗がん剤使用後，急激に白血病細胞が破壊されると，その残骸が腎臓に障害を与え，急性腎不全などの原因となります（腫瘍崩壊症候群）。これを予防することを目的とします。
⑤口腔ケアのための薬剤　含嗽液（ポビドンヨードなど）。口のなかを清潔に保つためのうがい薬です。

なぜ，こんなにたくさんの薬をのまなければならないかわかっていただけましたか？　あなたを様々な感染症や副作用から守るためには，どれも欠かすことのできない大切な薬ばかりですね。ご自分に処方されている薬について，疑問や心配事があれば，いつでも，主治医，看護師，薬剤師などに相談するのが良いと思います。

第7章

慢性骨髄性白血病（1）：病気の性質を知る

これまで，急性白血病を中心として病気の本態や治療の方法を説明してきました。ここで，もう1つの重要な白血病のタイプである，慢性骨髄性白血病についてくわしくお話したいと思います。同じ白血病でも，急性白血病と慢性骨髄性白血病とは，病気の経過や治療の方法が大きく異なっています。この章では，慢性骨髄性白血病という病気の性質を知り，なぜ治療が必要であるかをよく理解してください。

慢性骨髄性白血病とはどんな病気か

慢性骨髄性白血病（CML）は，骨髄の中にある造血幹細胞において，フィラデルフィア染色体と呼ばれる異常が生じることで発病します。この染色体の異常は，生まれつき持っている先天的なものではなく，生まれた後に起こった後天的な変化です。

正常な造血幹細胞は，血球が過不足なく産生されるように，造血をうまくコントロールしているために，血液中の血球の数は一定となっています。ところが慢性骨髄性白血病になると，染色体に異常が生じた造血幹細胞では血球生産（造血）のコントロールが利かなくなるために，白血球や血小板のもとになる細胞を過剰につくりすぎてしまうようになります。この結果，血液中の白血球や血小板の数が正常よりも増加するわけです。しかし，ここで増加している白血球は，正常な白血球とほぼ同じ働きを持っており，急性白血病にみられる機能が異常な白血球（芽球）とは異なります。簡単にいえば，慢性骨髄性白血病にかかった畑（骨髄）では，無計画に過剰な作物（白血球など）がつくられ出荷されるために，店（血液中）では商品が余っている状態と考えてください（**図 7-1**）。店の商品が余り続けると，血液中の白血球数や血小板数は次第に増加していき，脾腫（脾臓という臓器が腫れること）などの異常が出現することもあります。

このように慢性的に無秩序で過剰な血球産生が続き，その血球が分化・成熟しており，芽球の増加もないという特徴を持つ慢性骨髄性白血病のような病気のグループを，血液がんの国際的分類法であるWHO分類では「**骨髄増殖性腫瘍**」と呼んでいます。

この病気には3つの時期（病期）があり，時間とともに病状は進行していきます。まず，ほぼ正常な働きを持つ白血球や血小板が余っているだけの状態を，**慢性期**と呼びます。慢性期は採血のデータが異常となるだけで，自覚症状はほとんどありません。

慢性期のうちに適切な治療を受けなかった場合には，診断後3～5年以内に**移行期**と呼ばれる段階に進みます。移行期になると，標準的な治療では血球数のコントロールがむずかしくなり，発熱や骨の痛みなどの症状も出現します。骨髄では芽球と呼ばれる機能が異常な白血球が増殖するようになります。通常では，この移行期は短く，比較的速いスピードで**急性転化**と呼ばれる段階に進みます。

急性転化となると，骨髄は芽球で占拠され，正常な血球の産生ができず，貧血，感染，出血などにより，生命に危険が及ぶようになります。つまり，畑（骨髄）が雑草（芽球）でおおわれて，作物（正常な白血球，赤血球，血小板）がつくれない状態であり，これは急性白血病における骨髄不全と同じ状態に病状が変化したという意味から，急性転化と呼ばれています（**図 7-2**）。

現在では，慢性骨髄性白血病の患者さんの大部分は，健診などをきっかけとして，自覚症状のない慢性期に診断されます。このために，具合が悪くないのになぜ治療が必要なのか，納得がいかない方も多いと思われます。しか

A.正常な骨髄

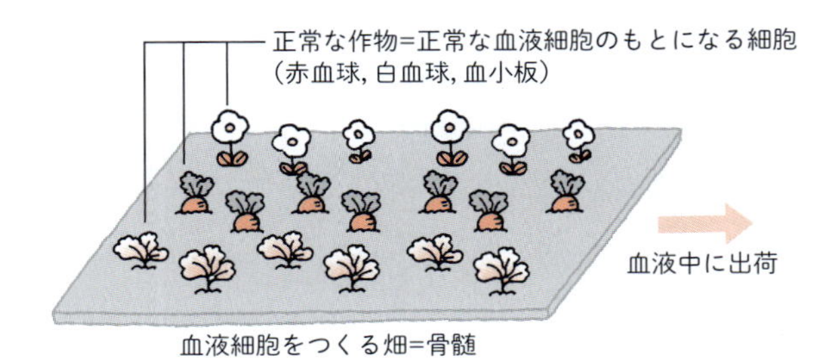

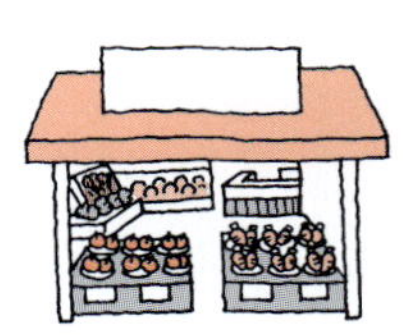

店(血液)での商品(血球)
の数は**過不足なし**
→**白血球, 血小板数は正常**

B.慢性骨髄性白血病慢性期の骨髄

正常な作物=正常な血液細胞のもとになる細胞を
過剰に生産している
血液中に出荷
これらの細胞は一見すると正常に見え，ほぼ正常な機能を持つが，
染色体を調べると，異常(フィラデルフィア染色体)がある

店(血液)での商品(血球)
の数も**過剰**となる
→**白血球, 血小板数の増加**

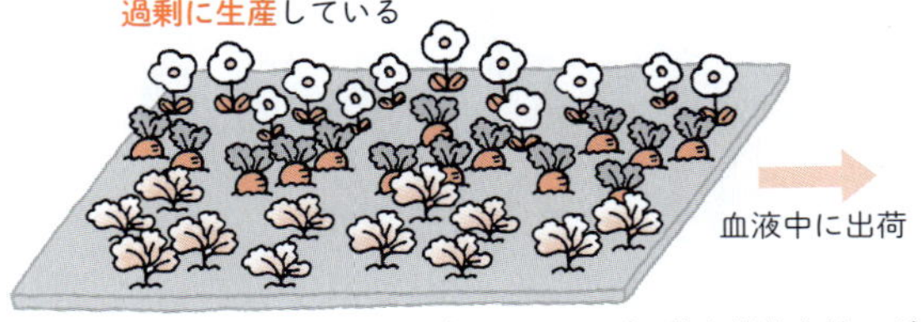

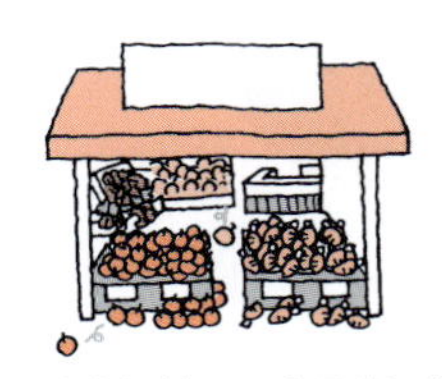

図 7-1　正常な骨髄と慢性骨髄性白血病慢性期の骨髄の違い

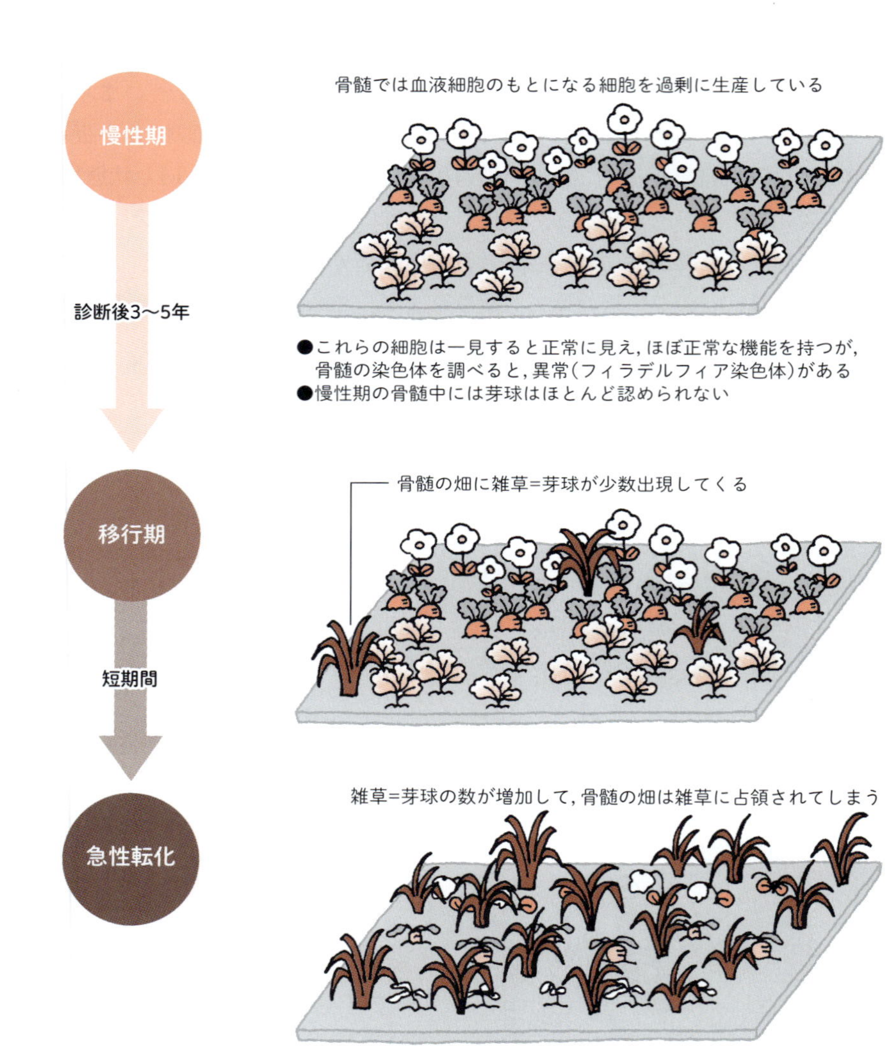

図 7-2　慢性骨髄性白血病の病期別にみた骨髄の状態

し，適切な治療を受けなければ，確実に急性転化という生命が脅かされる状態へと進行していく病気であることをよく理解する必要があります。

慢性骨髄性白血病の原因

慢性骨髄性白血病は，後天的に造血幹細胞の遺伝子に異常が生じて起こる病気ですが，遺伝子に異常が発生する原因についてはよくわかっていません。広島や長崎の原爆被爆者の中から，この病気が多く発症したことから，放射線被曝は原因の1つであると考えられています。しかし，被爆者以外の患者さんでは，はっきりとした原因を特定することは困難です。

慢性骨髄性白血病でみられる遺伝子の異常についてはくわしく調べられています。生物の遺伝子は細胞の中にある染色体に納められており，ヒトは22対のペアである常染色体（44本）と，2本の性染色体の，合計46本の染色体を持っています。慢性骨髄性白血病の患者さんでは，第22番の染色体が正常よりも短くなっており，その短くなった染色体には，「**フィラデルフィア染色体**」という名前が付けられています。慢性骨髄性白血病では，第9番染色体にある ***ABL1* 遺伝子**領域と，第22番染色体にある ***BCR* 遺伝子**領域で，各々の染色体の一部が切断され，入れ替わる，相互転座と呼ばれる現象が起こっています。この染色体の異常を，専門用語では **(9；22) 転座**，あるいはt (9；22) と表現します。

この (9；22) 転座により，第22番染色体は通常より短いフィラデルフィア染色体となるわけですが，そこには第9番染色体由来の *ABL1* 遺伝子が，第22番染色体由来の *BCR* 遺伝子に結合することで生じる，***BCR-ABL1* キメラ遺伝子**と呼ばれる，正常人には存在しない異常な遺伝子が形成されます。この遺伝子から **BCR-ABL1 チロシンキナーゼ**と呼ばれるタンパク質がつくられます。慢性骨髄性白血病になり造血のコントロールが利かなくなる原因は，このBCR-ABL1チロシンキナーゼの作用によるものです。慢性骨髄性白血病という病気の本態は，(9；22) 転座によるフィラデルフィア染色体の出現と，それに伴う *BCR-ABL1* キメラ遺伝子の形成にあります（**図7-3**）。

(9；22) 転座と *BCR-ABL1* キメラ遺伝子の存在は，慢性骨髄性白血病という病気の本態であるため，治療効果の判定にとても重要です。第 8 章（➡ 72 頁）で説明するチロシンキナーゼ阻害薬を用いた治療により，この病気の状態が改善していれば，フィラデルフィア染色体や *BCR-ABL1* キメラ遺伝子は減少し，消失していきます。治療中は定期的に遺伝子検査を行い，*BCR-ABL1* キメラ遺伝子の量を追跡することで，治療がうまくいっているかどうかの指標にしています。

慢性期の症状

慢性期の患者さんでは，特に身体的な不調の自覚はなく，血液検査異常のみが認められる場合がほとんどであり，職場などの定期健康診断で異常を指摘されたことで，この病気が発見されるケースが大部分を占めています。まれに，脾臓という臓器が腫れること（この現象を医学用語では「**脾腫**」と呼びます）による左腹部の不快感や，微熱，倦怠感，寝汗などの症状を訴えて受診される患者さんもあります（**図 7-4**）。

慢性期の症状は軽く，生命を脅かすものではありませんが，適切な治療を

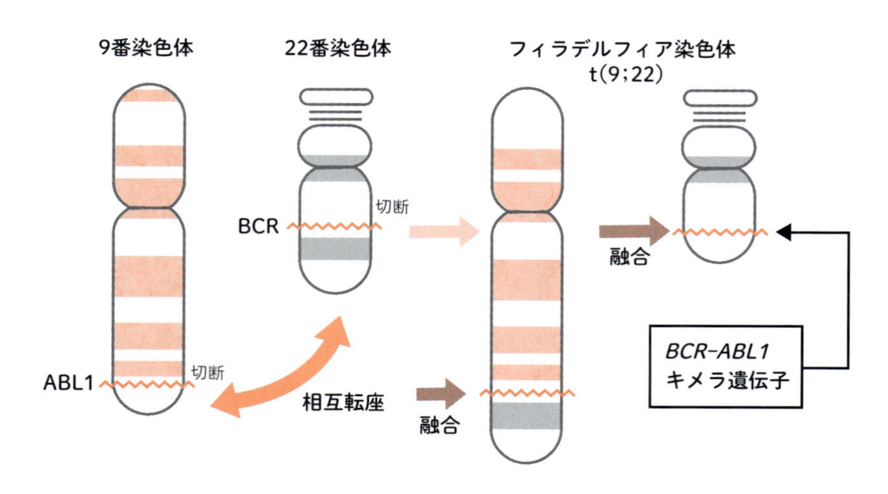

図 7-3　フィラデルフィア染色体

しないで放置すると，白血球や血小板の数が異常に高値となり，脾腫の悪化などの不都合が生じてきます。また，慢性期から移行期や急性転化に進行すると生命に危険が生じる状態となるため，移行期および急性転化への進行を阻止するための治療が必要です。

移行期・急性転化の症状

第８章（➡ 72頁）で説明するチロシンキナーゼ阻害薬を用いた治療の進歩により，移行期および急性期の患者さんに遭遇する機会は激減しました。しかし，現在でも初診時にすでに移行期・急性期にあると判定される場合や，チロシンキナーゼ阻害薬による治療経過中に移行期・急性期へ進展する患者さんも存在します。**表 7-1** に移行期および急性転化の定義を示しました。

慢性期から移行期に変化すると，それまでの治療により適切な数にコントロールされていた白血球数や血小板数が，急激に増加して血球数のコントロールができなくなります。慢性期ではほとんど見られなかった芽球が骨髄や血液中に出現してきます。また，貧血の悪化や，血小板数の低下がみられ

●慢性期はほとんど自覚症状はない
●まれに微熱，易疲労感（つかれやすい），倦怠感（だるい），寝汗などの症状がみられる場合がある
●診察すると脾腫（脾臓がはれている），肝腫（肝臓がはれている）が認められることがある
●脾腫，肝腫がひどくなると腹部膨満感（おなかが張って苦しい）が出現する

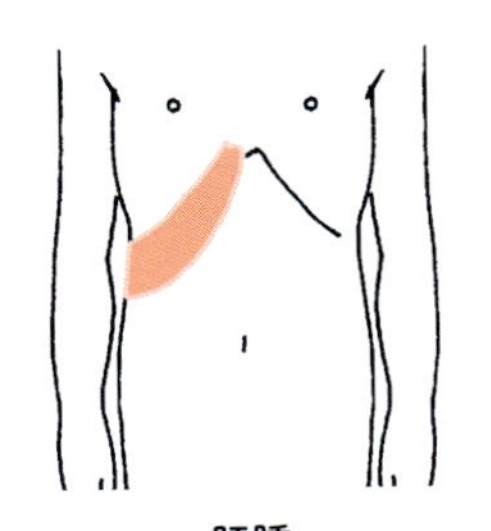

肝腫
（肝臓がはれて大きくなること）

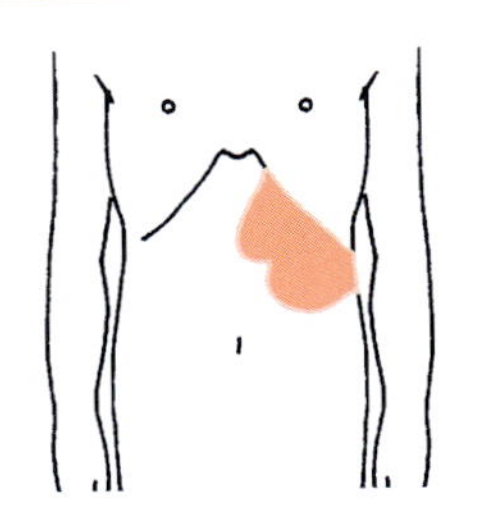

脾腫
（脾臓がはれて大きくなること）

図 7-4　慢性骨髄性白血病慢性期の症状

表 7-1 移行期・急性転化の定義（WHO分類による）

A. 移行期（下記のいずれか1つに該当）
・末梢血あるいは骨髄における芽球割合10～19%
・末梢血における好塩基球割合20%以上
・治療に無関係の血小板減少，もしくは治療が奏効しない血小板増加
・治療が奏功しない持続する白血球増加±持続あるいは増強する脾腫
・骨髄の染色体にフィラデルフィア染色体以外の異常が加わる

B. 急性転化の病状（下記のいずれか1つに該当）
・末梢血あるいは骨髄における芽球割合20%以上
・骨髄以外の臓器に芽球が侵入する，あるいは腫瘤を形成する（髄外浸潤）

ることもあります。自覚症状としては，発熱，手足や腰などの骨の痛み，脾腫の増大などが現れたら，移行期への進行が疑われます。

急性転化になれば，骨髄は芽球で占拠され，正常な血球の産生ができないため，赤血球の不足による貧血症状（頭痛，だるさ，動悸，息切れなど），正常な白血球の不足による感染症状（発熱など），血小板の不足による出血症状（鼻血，皮膚の出血斑など）が出現する可能性があります。急性転化には2つのタイプがあり，急性骨髄性白血病（AML）と同じ骨髄芽球が増加するタイプを「**骨髄芽球性急性転化**」と呼び，急性リンパ性白血病（ALL）と同じリンパ芽球が増加するタイプを「**リンパ芽球性急性転化**」と呼んでいます。

コラム

慢性骨髄性白血病は
急性白血病が慢性化した病気ではありません！

慢性骨髄性白血病（CML）とは，急性白血病が治りきらずに，その経過が長引いて「慢性化」してしまった白血病であると思っている患者さんが意外に多いですが，それは誤りです。

病名に「慢性」という言葉が入っているために，「急性肝炎から慢性肝炎に移行する」といった通常の病気のイメージを当てはめて，慢性骨髄性白血病も急性白血病から年月を経て移行してきた病気であると誤解するのも無理はありません。しかし，慢性骨髄性白血病と急性白血病は，同じ「白血病」という名前がついているものの，まったく異なる病気であり，急性白血病が慢性化すると慢性骨髄性白血病になるということはありません。それどころか63頁でも説明したように，慢性骨髄性白血病を治療しないで放置しておくと，診断後3〜5年で「急性転化」という急性白血病とよく似た状態になってしまう，通常とは逆のコースをたどって「慢性」が「急性」に変化する病気なのです。

では，慢性骨髄性白血病における「慢性」とはどんな意味がこめられているのでしょうか。この病気の成り立ちを考えると，すべての血液細胞のもとになる造血幹細胞の遺伝子が変異した結果，フィラデルフィア染色体という異常を持った造血細胞が骨髄のなかで発生し，長い年月をかけてその勢力を徐々に増やします。そして異常な造血細胞が正常な造血細胞の集団を押しのけて優位にたつと，慢性骨髄性白血病という病気は完成すると推定されており，病気の発生から完成までにある程度の長い時間が必要であるという意味で，「慢性」という言葉が使用されています。また，移行期や急性転化に進行する前の「慢性期」と呼ばれる期間は，血球数が多いだけで特に自覚症状もなく落ちついた病状が数年続くために，病状に急激な変化がないという意味で，「慢性」的な白血病と呼ばれているわけです。

これで，慢性骨髄性白血病（CML）は，急性骨髄性白血病（AML）とは連続性のない，独立した病気（WHO分類では「骨髄増殖性腫瘍」というグループに属しています）であるということを理解していただけましたでしょうか。

第 8 章

慢性骨髄性白血病（2）：最良の治療法の選択

この章では，慢性骨髄性白血病の標準的な治療薬となったチロシンキナーゼ阻害薬についてくわしく説明します。第１世代のチロシンキナーゼ阻害薬であるイマチニブ（グリベック®）が開発されて，慢性骨髄性白血病の治療法と治療成績は，まさに激変しました。その後に第２世代，第３世代のチロシンキナーゼ阻害薬も登場しており，造血幹細胞移植の役割も含めて，患者さんにとって最良の治療法を選択するため，これらの治療の実際や問題点をよく理解してください。

チロシンキナーゼ阻害薬が有効な理由

チロシンキナーゼ阻害薬は，慢性骨髄性白血病に対する標準的な治療薬として世界的に広く使われています。チロシンキナーゼ阻害薬は，正常細胞は傷つけないで，がん細胞だけに効果を及ぼす**分子標的薬**として開発されました。分子標的薬は，がん細胞が持っている増殖や転移などに関係する異常箇所だけを標的にするため，**がん細胞のみを狙い撃ち**にすることができます。

第7章（➡ 65頁）で説明したように，慢性骨髄性白血病ではフィラデルフィア染色体の出現により形成された*BCR-ABL1*キメラ遺伝子から，BCR-ABL1チロシンキナーゼと呼ばれる異常なタンパク質がつくられます。この異常なタンパク質にATP（アデノシン三リン酸）というエネルギーのもとが与えられると活性化が起こり，「フィラデルフィア染色体を持つ白血病細胞をどんどんつくれ」という指令（**増殖シグナル**）が伝達されて，白血病細胞の増殖がいつまでも続くことがわかっています。

一方，チロシンキナーゼ阻害薬を使うと，本来ATPが結合する部位をこの薬が占拠してしまうので，ATPは結合できなくなります。その結果，「異常な白血病細胞をどんどんつくれ」という指令（増殖シグナル）を伝えることができなくなり，白血病細胞が減少・死滅していきます（**図8-1**）。そして正常な血球がつくられ，増えていきます。このような仕組みによって，慢性期の患者さんがチロシンキナーゼ阻害薬を飲み続けることで，移行期や急性転化へと進展を阻止することができるようになりました。

チロシンキナーゼ阻害薬による治療の問題点

最初に登場したチロシンキナーゼ阻害薬であるイマチニブによる治療を受けた患者さんを追跡した結果では，80%以上が長期にわたり生存されているというすばらしい成績が得られています。しかし，チロシンキナーゼ阻害薬による治療にも，いくつかの問題点があり，それらが治療の妨げになることもまれではありません。

1) 治療抵抗性

治療の当初から，あるいは治療の経過中にチロシンキナーゼ阻害薬が効かない（効かなくなる）状態を「**治療抵抗性**」と呼びます。治療抵抗性となる原因はいくつか知られていますが，最も重要なものは *BCR-ABL1* 遺伝子が変異（**点突然変異**）を起こすことです。この変異により，**図 8-1** で説明した異常なタンパク質の ATP 結合部位のかたちが変化し，チロシンキナーゼ阻害薬が結合できなくなるために，異常なタンパク質を阻害する効果が発揮できなくなります（**図 8-2**）。この *BCR-ABL1* 遺伝子の点突然変異は，60 種類以上のパターンが報告されていて，治療経過中にチロシンキナーゼ阻害薬が効かなくなったケースの 50〜70％で認められます。治療抵抗性となる原因は，点突然変異以外にも，フィラデルフィア染色体以外の染色体異常の出現（付加的染色体異常）やチロシンキナーゼ阻害薬の体内血中濃度が十分上昇しない（薬物動態の異常）などが知られています。検査によって点突然変異

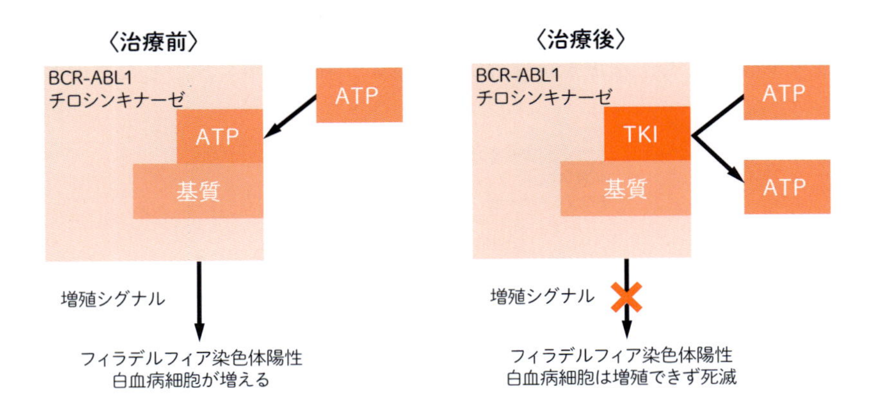

図 8-1　チロシンキナーゼ阻害薬の作用

治療前：BCR-ABL1 チロシンキナーゼに ATP が結合すると，「異常な白血病細胞をつくれ」という指令（増殖シグナル）が伝達されて，フィラデルフィア染色体陽性白血病細胞は増殖する

治療後：チロシンキナーゼ阻害薬（TKI）が BCR-ABL1 チロシンキナーゼの ATP が結合する部位を占拠すると，増殖シグナルは伝達されず，フィラデルフィア染色体陽性白血病細胞は増殖できず死滅し，正常な造血細胞が回復する

の検索や，薬剤の血中濃度の測定をすることは可能ですが，現在のところ健康保険の適応はなく自費による検査となっています。

この治療抵抗性への対策としては，初回治療で使用したチロシンキナーゼ阻害薬から異なる種類のチロシンキナーゼ阻害薬に変更する方法があります。**表 8-1** に示したように，現在のところ日本では 5 種類のチロシンキナーゼ阻害薬が承認されています。例えば，第 1 世代のチロシンキナーゼ阻害薬であるイマチニブ（グリベック®）に対して治療抵抗性となった場合に，第 2 世代であるニロチニブ（タシグナ®）やダサチニブ（スプリセル®）に変更することになります。最も新しい第 3 世代のポナチニブ（アイクルシグ®）は，これまでの薬剤が効かない特別な点突然変異（T 315 I 変異）を含むほとんどの変異に対して有効とされています。

2）薬剤不耐性

チロシンキナーゼ阻害薬には，**表 8-1** に示したように様々な副作用があります。それらの副作用が生じたために，薬剤の服用継続がむずかしくなる状態を**薬剤不耐性**と呼びます。チロシンキナーゼ阻害薬は長期にわたって定期服用しなければならないので，薬剤不耐性は大きな問題となります。しかし，その場合にも，治療抵抗性の時と同様に，初回治療で使用した薬剤とは

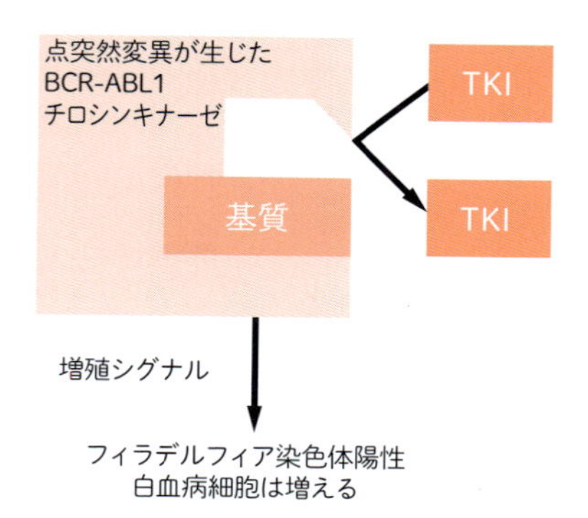

図 8-2 チロシンキナーゼ阻害薬が治療抵抗性となる原因（点突然変異）

BCR-ABL1 チロシンキナーゼの点突然変異により，ATP 結合部位の構造が変化したため，チロシンキナーゼ阻害薬（TKI）が同部位に結合できなくなり，薬の効果がなくなる

異なる種類のチロシンキナーゼ阻害薬に変更することで対応可能です。76頁で述べるように，副作用の内容は薬剤ごとに異なっており，別の薬剤にスイッチすることで，不耐性の原因となっている症状や検査値異常から逃れることができるわけです。

3）服薬アドヒアランスの低下

チロシンキナーゼ阻害薬がその効果を発揮するためには，毎日定期的に内服を続けることが大前提となります。しかし，これまで述べてきたように，慢性骨髄性白血病の慢性期では特に自覚症状がないこと，反対に薬剤を内服すると副作用として様々な症状が発生すること，薬剤が非常に高価であるために治療費が負担になるといった経済的な問題などから，服薬を忘れたり，自己判断で勝手に中断されたりするという問題（**服薬アドヒアランスの低**

表 8-1　日本で投与可能なチロシンキナーゼ阻害薬

	第 1 世代	第 2 世代			第 3 世代
一般名	イマチニブ	ニロチニブ	ダサチニブ	ボスチニブ	ポナチニブ
商品名	グリベック*	タシグナ	スプリセル	ボシュリフ	アイクルシグ
TK 阻害効果の強さ（イマチニブを基準とした）	1 倍	20 倍	325 倍	50〜200 倍	130 倍
特徴的な副作用	皮疹 浮腫 消化器症状 筋痛・関節痛 血球減少	高血糖 膵酵素上昇 心電図異常 血管閉塞性障害	胸水貯留 下血 肺高血圧症	下痢 嘔吐 皮疹 全身倦怠感	肝障害 膵酵素上昇 血管閉塞性障害
投与方法	1 日 1 回内服	1 日 2 回内服 食事の 1 時間以上前または 2 時間以降に服用すること	1 日 1 回内服	1 日 1 回内服	1 日 1 回内服
適応となる病期・病状	慢性期 移行期 急性転化	慢性期 移行期	慢性期 移行期 急性転化	前治療薬に抵抗性または不耐用	前治療薬に抵抗性または不耐用

*ジェネリック医薬品（後発品）が存在する
TK：チロシンキナーゼ

下）が生じることがあります。指示通り服薬しなかったり，服薬や通院を中止したりすると，慢性期から移行期・急性転化への進展が阻止できなくなるので，医師や薬剤師の指導を遵守して服薬を継続することがとても重要です。

チロシンキナーゼ阻害薬による治療の副作用

チロシンキナーゼ阻害薬による分子標的療法は，従来の抗がん剤による化学療法と比較すると，正常細胞を攻撃しないために，危険な副作用は少ないと考えられてきました。しかし，第1世代のチロシンキナーゼ阻害薬であるイマチニブが，わが国で承認されてからすでに15年近く経過しており，長期使用の経験も蓄積された結果，様々な副作用が報告されるようになっています（➡ 75頁，**表8-1**）。これらの副作用は，前項で記述したように薬剤不耐性による治療中断の原因となるため，その対策も含めてよく知っておく必要があります。

1）第1世代チロシンキナーゼ阻害薬の副作用

a）イマチニブ（グリベック®）

- **血球減少**：白血球減少による感染や，血小板減少による出血傾向の合併が問題となります。投与量の調整（減量）や休薬により血球減少は回復します。なお，血球減少の副作用については，イマチニブ以降に登場した他の4剤にも同様に認められます。
- **消化器症状**：抗がん剤による治療に比べると軽度ですが，嘔気（吐き気），嘔吐，下痢，食欲不振などの消化器症状が出ることがあります。多めの水（コップ1〜2杯）とともに内服することや，食直後の服用により改善したり，予防が可能であったりする場合が多いです。
- **肝機能障害**：服用中は定期的に肝機能検査を受けて，異常がないかモニターします。
- **筋肉のけいれん・筋肉痛**：眼のまわりの筋肉がぴくぴくする症状や，全身の筋肉痛の出現が報告されています。

- **皮疹**：皮膚に紅斑（皮膚が赤くなること）などの皮疹が出現することがあります。
- **浮腫（体のむくみ）**：急激な体重の増加や，全身のむくみの出現に注意する必要があります。

2) 第2世代チロシンキナーゼ阻害薬の副作用

a) ニロチニブ（タシグナ®）

- **高血糖**：血糖値が上昇する場合があるので，定期的に血糖値の測定を行います。特に糖尿病や耐糖能異常を持つ患者さんでは注意が必要です。
- **膵酵素上昇**：リパーゼやアミラーゼといった膵臓から分泌される酵素の検査値が上昇することがあります。特に慢性膵炎の患者さんでは注意が必要です。
- **心電図異常**：心電図検査でQT時間延長という異常が起こることがあるため，治療前や治療中に心電図検査を行います。
- **血管閉塞性障害**：治療経過中に，心筋梗塞や脳梗塞などの血管が閉塞する病気を合併する場合があり，特に動脈硬化のリスクファクター（高血圧，肥満，糖尿病合併など）を持つ患者さんでは注意が必要です。下肢などの体の末梢にある動脈が閉塞する末梢動脈閉塞疾患（PAOD）の発生も報告されています。

b) ダサチニブ（スプリセル®）

- **胸水貯留**：治療中に胸水が貯まり，咳や息苦しさを自覚することがあります。このような症状があれば，胸部X線撮影を行います。
- **下血**：消化管出血による下血の発生が報告されています。下血の症状や急な貧血の進行などがあれば，適切な処置が必要となります。
- **肺高血圧症**：肺動脈の血圧が高くなることにより，呼吸困難などの症状が出ることがあります。この副作用は長期に服用した際にも発生するおそれがあり注意が必要です。

c) ボスチニブ（ボシュリフ®）

- **下痢**：重症な下痢が表れることがあります。
- **皮疹**：紅斑などの皮疹や，より重篤な皮膚の副作用である中毒性表皮壊死融解症（TEN），皮膚粘膜眼症候群（Stevens-Johnson症候群）などが報告されています。

・**嘔気・嘔吐**：嘔気や嘔吐による食欲低下，全身倦怠感を伴うことがあります。

3）第3世代チロシンキナーゼ阻害薬の副作用

a）ポナチニブ（アイクルシグ®）

・**肝機能障害**：服用中は定期的に肝機能検査を受けて，異常がないかモニターします。

・**膵酵素上昇**：リパーゼやアミラーゼといった膵臓から分泌される酵素の検査値が上昇することがあります。

・**血管閉塞性障害**：ニロチニブと同様に心筋梗塞や脳梗塞などの血管がふさがることによる副作用や，四肢や頸部などの動脈に血栓による狭窄や閉塞の発生が報告されており，動脈硬化のリスクファクターを有する場合には慎重な配慮が必要です。

チロシンキナーゼ阻害薬の様々な副作用の多くは，服用開始から3か月以内に発生することが多く，投与量の調節や休薬などの対策でコントロール可能です。しかし，ダサチニブの胸水貯留と下血については投与3か月以降にも生じることがあります。さらに，ニロチニブ，ポナチニブによる血管閉塞性障害と，ダサチニブによる肺高血圧症は，長期に服用している場合に起こってくることがわかってきました。このような心血管系の副作用発生を監視するためには，治療前・治療中に心血管系疾患のリスク因子（年齢，性別，血圧，脂質代謝異常，糖尿病，喫煙歴）を評価し，動脈硬化や肺高血圧に対する定期的な検査が必要となります。先に述べたように，副作用のために内服継続が困難になったら，異なる種類のチロシンキナーゼ阻害薬に変更することで対応が可能となる場合が多いです。

チロシンキナーゼ阻害薬による治療の効果判定

チロシンキナーゼ阻害薬による治療効果の判定には，①血液学的奏効（血液検査の異常が消失），②細胞遺伝学的奏効（フィラデルフィア染色体の減少・消失），③分子遺伝学的奏効（*BCR-ABL1* 遺伝子の減少・消失）の3つの段階があります。

血液学的奏効は血液や骨髄の検査と臨床症状（脾腫の消失など）によって判定します。細胞遺伝学的奏効は，骨髄細胞を用いてGバンド分染法によるフィラデルフィア染色体陽性率，またはFISH法による *BCR-ABL1* 遺伝子陽性率を算出して判定します。分子遺伝学的奏効は，ポリメラーゼ連鎖反応（RT-PCR）により血液細胞中の *BCR-ABL1* 遺伝子の発現量で判断されます。**表 8-2** に欧州白血病ネット（European LeukemiaNet：ELN）による治療効果判定基準を示します。

チロシンキナーゼ阻害薬による治療の実際

初めて慢性骨髄性白血病慢性期と診断された場合（慢性期初発例）の治療方針を**図 8-3** に示しました。

1）最初に服用する治療薬の選択

現在，慢性期初発例に使用できるチロシンキナーゼ阻害薬は，第1世代のイマチニブ（グリベック®）と第2世代のニロチニブ（タシグナ®），ダサチニブ（スプリセル®）です。ニロチニブ，ダサチニブは，イマチニブよりも各々20倍，300倍も異常タンパク質（BCR-ABL1 チロシンキナーゼ）の活性を妨害する作用が強力であるため，より早くより深い治療効果が得られることが知られていますが，全生存率の比較では現在のところ3つの薬剤の間で明らかな優劣はありません。一方，第2世代チロシンキナーゼ阻害薬の薬価は，イマチニブ先発品の約2倍，ジェネリック医薬品（後発品）の約9倍と非常に高価です。実際にはこのような事情や，前述した各薬剤の副作用の違いなども考慮して治療薬を決めることになります。

2）最初に服用した治療薬の効果判定

最初に選択したチロシンキナーゼ阻害薬による治療を開始したら，**表 8-3** に示したようなタイミングで採血と骨髄検査を行い，治療の効果の判定を行います。現在，治療効果の判定には，欧州白血病ネットが 2013 年に公表したもの（ELN 2013）が世界的に広く用いられています（**表 8-4**）。

治療後 3 か月までに，*BCR-ABL1* 遺伝子発現量（*BCR-ABL1*^{IS}）10% 以下または細胞遺伝学的部分奏効（骨髄 Ph 陽性率 35% 以下），6 か月までに

表 8-2 慢性骨髄性白血病に対する治療効果判定基準

血液学的奏効		血液・骨髄および臨床所見
	完全奏効	・白血球数＜10,000/μL ・血小板数＜450,000/μL ・末梢血中の芽球，前骨髄球消失 ・好塩基球＜5% ・肝脾腫，髄外病変なし
細胞遺伝学的奏効		骨髄有核細胞中の Ph 染色体（*BCR-ABL1* 遺伝子）陽性率
	大奏効	0〜35%
	完全奏効	0%
	部分奏効	1〜35%
	小奏効	36〜65%
	微小奏効	66〜95%
	非奏効	＞95%
分子遺伝学的奏効		*BCR-ABL1* 遺伝子レベル（RT-PCR 法）
	大奏効	*BCR-ABL1*^{IS}≦0.1%＊1
	深い奏効	
	$MR^{4.0}$＊2	*BCR-ABL1*^{IS}≦0.01%
	$MR^{4.5}$	*BCR-ABL1*^{IS}≦0.0032%
	$MR^{5.0}$	*BCR-ABL1*^{IS}≦0.001%

＊1 *BCR-ABL1*^{IS}：*BCR-ABL1* 遺伝子の量と，対照となる *ABL1* 遺伝子量との比を国際指標（international scale；IS）で補正したもの

＊2 $MR^{4.0}$，$MR^{4.5}$，$MR^{5.0}$：*BCR-ABL1* 遺伝子量の減少の大きさを対数（log）で表現したもので，数字が大きいほど残存遺伝子量は少なく，より「深い」奏効を意味する

BCR-ABL1^{IS} 1%未満または細胞遺伝学的完全奏効（骨髄Ph陽性率0%），12か月までに分子遺伝学的大奏効（*BCR-ABL1*^{IS} 0.1%以下），それ以降は*BCR-ABL1*^{IS} 0.1%以下を維持することができれば，「至適奏効（Optimal）」と判定されます。「要注意（Warning）」の判定になるとモニタリングを頻繁に行い，「不成功（Failure）」では治療方針の変更を考慮します（**図8-3**）。「要注意」や「不成功」と判定された場合には，第一選択薬とは異なる第2世代（ニロチニブ，ダサチニブ，ボスチニブ）および第3世代（ポナチニブ）のチロシンキナーゼ阻害薬に切り替えることになります。

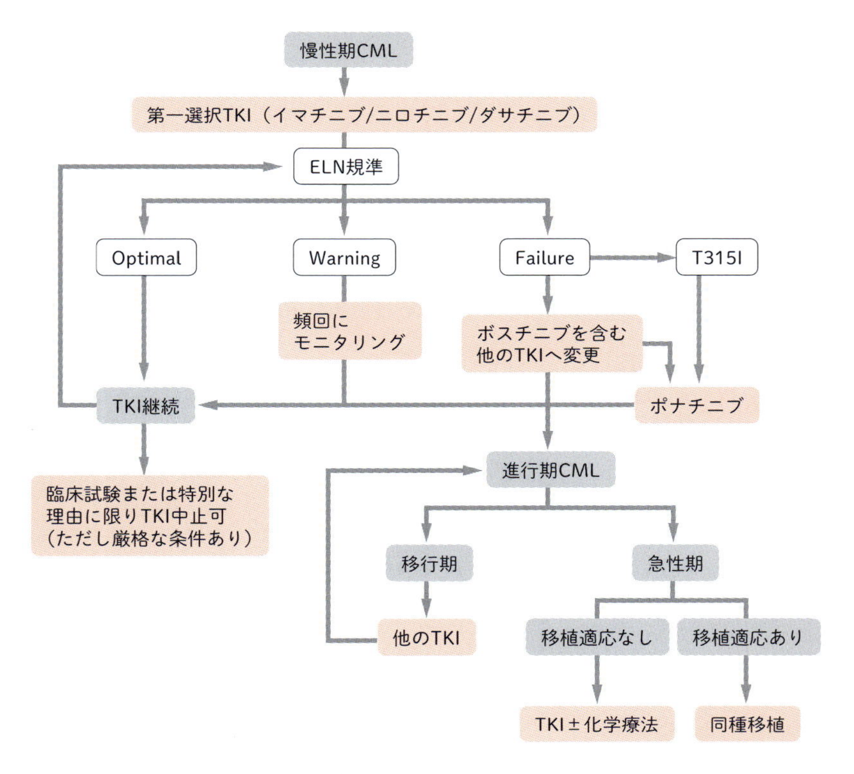

図8-3　慢性骨髄性白血病の治療方針

〔一般社団法人　日本血液学会（編）　造血器腫瘍診療ガイドライン2018年版，金原出版，p 101より転載〕

CML：慢性骨髄性白血病，ELN：欧州白血病ネット，TKI：チロシンキナーゼ阻害薬，Optimal：至適奏効，Warning：要注意，Failure：不成功，T315I：T315I変異あり

表 8-3 チロシンキナーゼ阻害薬内服後に治療効果判定を行うタイミング(日本血液学会 造血器腫瘍診療ガイドライン 2018年版)

①治療開始前は,血算と血液像,骨髄の染色体検査(G-band 法)を施行し,Ph 陽性率と付加的染色体異常の有無を確認する.また,*BCR-ABL1* mRNA を定量し,BCR 切断点と治療前の定量値の確認を行う

②治療開始後は,血算と血液像を毎週〜2週間ごとに検索する

③ *BCR-ABL1*^IS の定量 RT-PCR 検査は末梢血で行い,初診時に加え,分子遺伝学的大奏効(MMR)が得られるまで3か月ごとに行う.MMR 到達後は3〜6か月ごとに行う

④ *BCR-ABL1*^IS の著しい増加や ELN 2013 基準(**表 8-4**)で「不成功(Failure)」の場合は,骨髄検査で病気の再確認と骨髄染色体検査で付加的染色体異常の有無を検討する

表 8-4 チロシンキナーゼ阻害薬第一選択薬の治療効果判定基準(ELN 2013)

評価時期	至適奏効(Optimal)	要注意(Warning)	不成功(Failure)
治療前	指摘なし	高リスク,または Ph 染色体の付加的染色体異常	指摘なし
3か月	*BCR-ABL1*^IS 10%以下 および/または 骨髄 Ph 陽性率 35%以下	*BCR-ABL1*^IS 10%超 および/または 骨髄 Ph 陽性率 36〜95%	CHR[1] に未到達 および/または 骨髄 Ph 陽性率 95%超
6か月	*BCR-ABL1*^IS 1%未満 および/または 骨髄 Ph 陽性率 0%	*BCR-ABL1*^IS 1〜10% および/または 骨髄 Ph 陽性率 1〜35%	*BCR-ABL1*^IS 10%超 および/または 骨髄 Ph 陽性率 35%超
12か月	*BCR-ABL1*^IS 0.1%以下	*BCR-ABL1*^IS 0.1〜1%超	*BCR-ABL1*^IS 1%超 および/または 骨髄 Ph 陽性率 0%超
その後,どの時点でも	*BCR-ABL1*^IS 0.1%以下	Ph 染色体の付加的染色体異常(−7または7q−)	CHR,CCyR[2] の喪失 確定した MMR[3] の喪失 ABL1 変異 Ph 染色体の付加的染色体異常

1) CHR:血液学的完全奏効(表 8-2 参照)
2) CCyR:細胞遺伝学的完全奏効(表 8-2 参照)
3) MMR:分子遺伝学的大奏効(表 8-2 参照)

したがって，チロシンキナーゼ阻害薬による治療では「至適奏効」という判定に到達することが目標となります。特に治療開始3か月時点で *BCR-ABL1*^{IS} 10%以下を達成することが，病気の予後（治りやすさ）に大変重要であると言われています。

チロシンキナーゼ阻害薬による治療成績

第1世代チロシンキナーゼ阻害薬であるイマチニブによる初発の慢性骨髄性白血病慢性期に対する長期治療成績は，10年間の全生存の割合で83.3%，細胞遺伝学的完全寛解82.8%とたいへん優れたものであり，長期服薬による有害事象もまれで安全性も問題ないものでした。

その後に登場した第2世代のニロチニブ，ダサチニブの治療成績をみると，12か月時点での細胞遺伝学的完全奏効（CCyR）および分子遺伝学的大奏効（MMR）の達成率は，イマチニブよりも優れています。さらに，移行期/急性転化への移行や慢性骨髄性白血病に関連した死亡率についても低下しており，治療効果という面においては，ニロチニブ，ダサチニブがイマチニブと比較して優位であるという結果が出ています。

欧州白血病ネットの判定規準で，「分子遺伝学的に深い奏効（deep molecular response：DMR）」とされる MR$^{4.0}$（*BCR-ABL1*^{IS} 0.01%以下），MR$^{4.5}$（*BCR-ABL1*^{IS} 0.0032%以下），MR$^{5.0}$（*BCR-ABL1*^{IS} 0.001%以下）のレベルに到達し，それを維持できた場合に，チロシンキナーゼ阻害薬を中止できるかどうかは，まだ臨床試験の最中であるために結論は出ておらず，現状では特別な事情（妊娠を望む女性や重篤な副作用の合併など）を除いて，チロシンキナーゼ阻害薬の中止は推奨されていません。

チロシンキナーゼ阻害薬による治療の進歩により，進行期（移行期/急性転化）への移行を阻止できるようになったことから，抗がん剤を用いた慢性骨髄性白血病の治療目的は，「分子遺伝学的に深い奏効（DMR）」を得て，治癒に近い状態を長期にわたり維持することに変わりました。

進行期(移行期/急性転化)に移行した慢性骨髄性白血病の治療

チロシンキナーゼ阻害薬による治療中に移行期となった場合は，これまで投与していない他のチロシンキナーゼ阻害薬を使います。薬が効かなくなっている原因が前に説明(➡ 73頁)した*ABL1*点突然変異の可能性があります。そこでまず，点突然変異の解析を行って，その変異に効果のある薬剤を選択します。また，これまで治療を受けたことのない，移行期までの状態で治療を開始する場合には，第2世代チロシンキナーゼ阻害薬であるニロチニブ，ダサチニブによる治療が推奨されています。いずれの場合も，チロシンキナーゼ阻害薬で「至適奏効」が得られなければ，造血幹細胞移植を考慮することになります(**図8-3**)。

急性転化についても，*ABL1*点突然変異解析で効果があるチロシンキナーゼ阻害薬を選択します。第7章(➡ 68頁)で説明したように，急性転化には2つのタイプがあり，急性骨髄性白血病(AML)と同じ骨髄芽球が増加するタイプを「**骨髄芽球性急性転化**」と呼び，急性リンパ性白血病(ALL)と同じリンパ芽球が増加するタイプを，「**リンパ芽球性急性転化**」と呼んでいます。骨髄芽球性急性転化の場合は，AMLに準じたシタラビンが含まれる化学療法を，リンパ芽球性急性転化の場合は，ALLに準じたビンクリスチンとステロイドが含まれる化学療法を併用します。しかし，急性転化に対するチロシンキナーゼ阻害薬単独，またはチロシンキナーゼ阻害薬と化学療法の併用の治療効果は一時的であり根治は望めないため，移植が可能な患者さんについては，造血幹細胞移植の実施が強く推奨されています(**図8-3**)。

チロシンキナーゼ阻害薬以外の治療法

チロシンキナーゼ阻害薬が登場するまでは，慢性骨髄性白血病の治療は，造血幹細胞移植とインターフェロンαが標準治療でした。チロシンキナーゼ阻害薬による治療の進歩により，それ以前の治療法の位置づけは激変しました。

造血幹細胞移植は病気を根治できる治療法ですが，移植に関連した様々な合併症による早期死亡のリスクが大きな問題となります。そのため現在では，慢性骨髄性白血病慢性期から進行したチロシンキナーゼ阻害薬が効かなくなった移行期/急性転化か，最初から急性転化の状態のみに，造血幹細胞移植が行われています（**図 8-3**）。造血幹細胞移植を実施する場合には，適切なドナーの確保と，移植という治療に耐えることのできる年齢および臓器の状態であることが必要です。

インターフェロンαについては，チロシンキナーゼ阻害薬の効果よりも効果が劣ることがはっきりしたので，現在ではほとんど使われなくなりました。例外としては，すべてのチロシンキナーゼ阻害薬が使えず（効果がない，または副作用のため継続的に服用できない），なおかつ造血幹細胞移植の適応がない場合と，妊娠中のためチロシンキナーゼ阻害薬が投与できない場合に限って，インターフェロンαの投与が行われています。

コラム

フィラデルフィア染色体の検査法

慢性骨髄性白血病（CML）の診断確定や，チロシンキナーゼ阻害薬の治療効果を判定するために，骨髄のフィラデルフィア（Ph）染色体の陽性率や*BCR-ABL1*遺伝子の減少を調べる検査が不可欠です。現在では，いろいろな方法でPh染色体や*BCR-ABL1*遺伝子を検出できるようになりましたので，簡単に紹介しておきましょう。

染色体検査

G分染法 細胞培養後に分裂細胞から得られた各染色体のバンド（各染色体に固有の横シマ模様）を染色して，肉眼で転座などの異常を見つける検査法です。通常は20個の分裂細胞から得られた染色体を分析するので，例えばPh染色体が認められる細胞が16個，正常の染色体である細胞が4個という結果ならば，Ph染色体陽性率は16/20で80%陽性と判定します。

FISH法 染色体のバンドを染色して肉眼で異常を見つける従来の検査法とは異なり，目的とする染色体異常に関係する遺伝子を認識するプローブ（目的の遺伝子を釣り上げる，釣り針のような役目をするもの）に，赤や緑に発色する蛍光色素をつけておき，その色調の変化で転座などの異常を検出する方法です。*ABL1*遺伝子がある場所は赤色の光を，*BCR*遺伝子がある場所は緑色の光を発色するように調製したプローブを反応させると，正常な人は転座がないので，赤色と緑色は別々の色として認識できますが，Ph染色体があると，*ABL1*と*BCR*は転座により合体して*BCR-ABL1*キメラ遺伝子を形成するので，赤と緑の色が混ざって，黄色の光が見られるようになります。この黄色の光の数を数えて，*BCR-ABL1*陽性細胞率を算定します。

遺伝子検査

PCR法による*BCR-ABL1*キメラ遺伝子の検出 *ABL1*遺伝子と*BCR*遺伝子は（9；22）転座により*BCR-ABL1*キメラ遺伝子を形成しますが，この転座により出現した異常な遺伝子そのものを，PCR法という非常に敏感な方法で検出する検査法です。チロシンキナーゼ阻害薬による治療によりPh染色体が消えた後に，体内の微小残存病変を評価および追跡する目的で定期的に行います。残存病変の検出感度は，技術の進歩により，年を追うごとに精密化しています。

第9章

造血幹細胞移植の基礎知識

白血病を根絶するための，最も強力で，最も有効な治療法である骨髄移植は，近年，めざましい発展をとげました。現在では，骨髄以外に，末梢血幹細胞や臍帯血による移植も一般的になり,「骨髄移植」という言葉ではおさまらず,「造血幹細胞移植」という呼び名が使われるようになりました。この章では造血幹細胞移植という医療を理解するために必要な基礎的な知識と，様々なタイプの造血幹細胞移植の概要について解説します。造血幹細胞移植についての具体的な手順や方法については，次の第 10 章・11 章でくわしく説明します。

造血幹細胞移植という治療法

骨髄移植をはじめとする造血幹細胞移植が白血病の治療法の１つであることは，今や常識となっています。それでは，急性白血病の寛解導入や寛解後に行う通常の化学療法と造血幹細胞移植とはどこが違うのでしょうか。

通常の化学療法に使用する抗がん剤の量では，どんなに強く骨髄を攻撃しても，約１か月後には血液細胞を生産する能力は回復します。ところが，造血幹細胞移植の前に行う治療（前処置）はそれよりもさらに強力であり，超大量の抗がん剤の点滴や全身の放射線照射により自分の骨髄を完全に破壊して，外から別の造血幹細胞を移植しなければ，永遠に血液細胞を生産する能力は失われてしまうというものなのです。移植する造血幹細胞は，**骨髄**，**末梢血幹細胞**，**臍帯血**のいずれかに存在しており，この３つを合わせて「**造血幹細胞ソース**」と呼んでいます。

白血病に代表される，抗がん剤が非常によく効くグループのがんは，抗がん剤の量を増やせば増やすほど，薬の効き目もよくなり，病気の治る率は高くなると考えられています。そのためにできるだけ大量の抗がん剤を投与したいのですが，ある程度以上の量になると骨髄に対する毒性が強くなり，血液細胞をつくる能力が失われてしまいます。したがって抗がん剤の投与量には限界がありました。

この限界を突破するために開発された治療法が造血幹細胞移植なのです。第５章（➡40頁）で説明したように，通常の化学療法は，耕運機やトラクターを使って骨髄の畑の土を何度も耕して，雑草（白血病細胞）を取り除く作業をくり返しているわけです。これに対して，造血幹細胞移植はパワーショベルとダンプカーで，雑草が残っているかもしれない患者さんの畑の土を，全部畑の外に捨てます。そして，雑草がまったく存在しない，よその畑の土（提供者の健康な造血幹細胞）と入れ替えてしまうという大がかりな作業を行います。骨髄が完全に破壊されてしまう強力な治療をすることで，白血病に対する治療効果は最大となります。また健康な造血幹細胞を移植することで，治療後に血液が回復しなくなるという問題も避けることができます。

生着，生着不全，GVHD，GVL 効果

ここで，造血幹細胞移植に関係する 4 つのキーワードである，生着，生着不全，GVHD〔移植片対宿主病（Graft versus Host Disease）〕，GVL〔移植片対白血病（Graft versus Leukemia）〕効果について説明します。これらの用語は，造血幹細胞移植という治療法を理解するために必要となる重要な事項です。

1）生着

患者さんの骨髄を完全に破壊する処置の後に，ドナーから採取された骨髄血（または末梢血幹細胞，臍帯血）は，患者さんの静脈から点滴注射されます。この時点で患者さんの骨髄を顕微鏡で調べると，まったく造血細胞の認められない，からっぽの骨髄となっています。点滴注射により患者さんの体内に移植された造血幹細胞は，移植日から約 2 週間後には，患者さんの骨髄に住み着いて，造血を開始するようになります。一度完全にからっぽとなった骨髄に，ドナー由来の赤血球，白血球，血小板 3 系統の造血が認められるようになった状態を「**生着**」と呼びます（**図 9-1**）。移植された骨髄が生着すると，移植後 2〜4 週間で血液中の赤血球，白血球，血小板の数は正常化していきます。

2）生着不全

患者さんの骨髄を破壊する処置が不十分で，患者さんの血液細胞（免疫担当細胞）が体内に残っている場合は，移植されたドナーの造血幹細胞は，患者さんにとって異物（敵）と認識されて，排除されてしまいます。このような現象を「**生着不全**」と呼びます。移植された造血幹細胞の生着不全が起こった場合は，血液中の赤血球，白血球，血小板は移植後 3〜4 週間を過ぎても回復せずに，生命に危険が及ぶ状態となります（**図 9-2**）。日本造血細胞移植データセンターでは，移植完了後 28 日目（day 28）までに好中球数が 500/μL 以上に回復しない状態を，**一次性生着不全**（移植後一度もドナー細胞の生着を認めない状態）と定めています。

国際造血細胞移植研究機構による最近の解析によると，標準的な強さの移

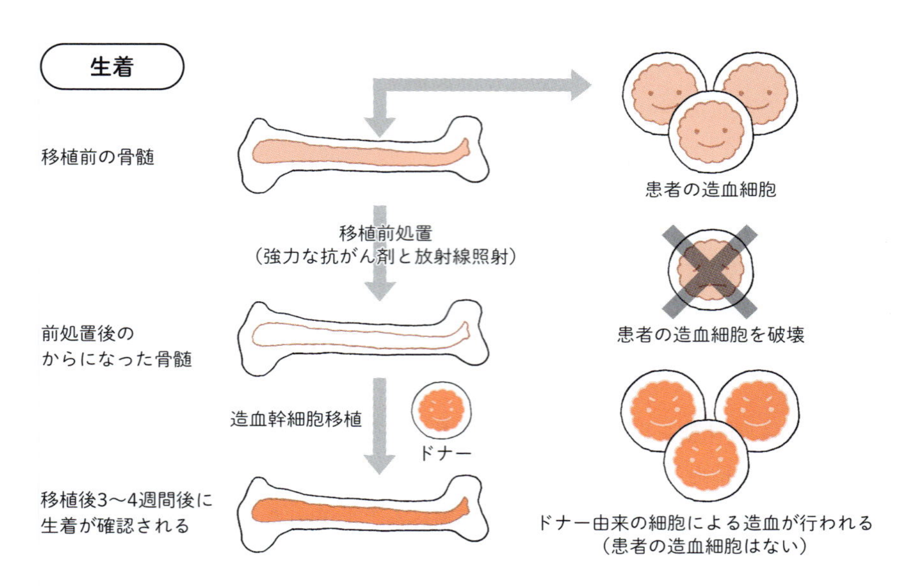

図 9-1　移植造血幹細胞の生着

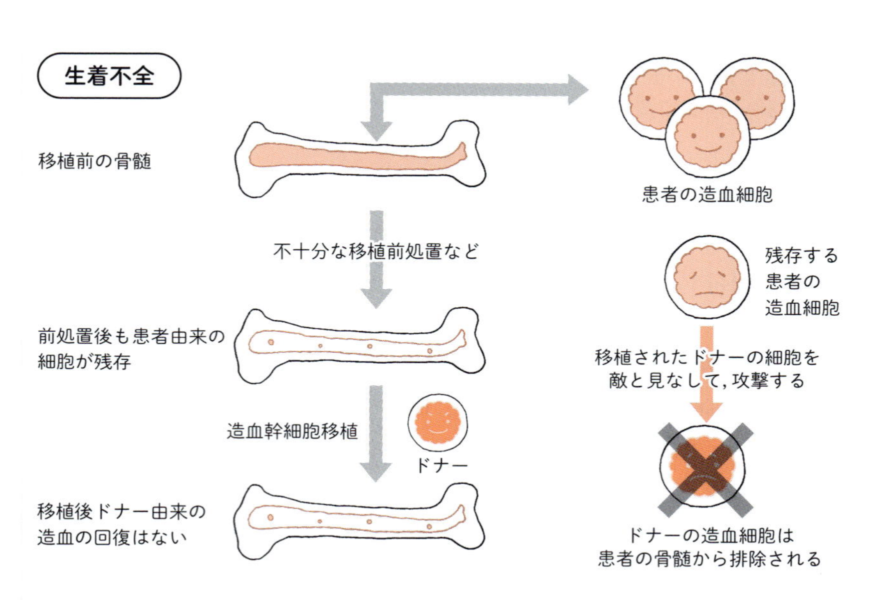

図 9-2　移植造血幹細胞の生着不全

植前処置を行った骨髄移植および末梢血幹細胞移植で，一次性生着不全の発生する頻度は5.5%であったと報告されています。生着不全が発生しやすくなる要因としては，弱い移植前処置，ヒト白血球抗原（human leukocyte antigen：HLA）に対する抗体（抗 HLA 抗体）の存在，HLA 不一致移植，臍帯血移植などが知られています。

3) GVHD（移植片対宿主病）

移植された造血幹細胞が生着すれば，ドナーに由来する白血球が増加してきます。一卵性双生児でない限り，ドナーの白血球（リンパ球）にとって，患者さんの体内にある各臓器は「自分」ではなく，「他人＝異物」であると認識されて，攻撃の対象となります。

造血幹細胞移植後に，ドナー由来のリンパ球が，患者さんの諸臓器に免疫学的な攻撃を加えることから生じる病態を，**移植片対宿主病**（Graft versus Host Disease）と呼び，通常は **GVHD** という略語を使用しています。GVHD は移植後 100 日以内に発生する急性 GVHD と，100 日以降に発生することが多い慢性 GVHD があります。急性 GVHD では皮膚紅斑（皮膚が日焼けのように赤くなる発疹），重症な下痢，黄疸などの肝機能障害が主な症状で，慢性 GVHD では口腔粘膜障害，肝障害，肺障害などが発生します（**図 9-3**）。GVHD は重症化すれば生命にかかわる合併症であるため，予防策として移植前日よりリンパ球の機能をにぶらせる，シクロスポリンなどの免疫抑制剤の使用が必要となります。GVHD のコントロールは，移植の成功をにぎる鍵であるといえるほどに大切なものなのです。

4) GVL（移植片対白血病）効果

ドナー由来のリンパ球による，患者さんの諸臓器に対する免疫学的な攻撃から GVHD が生じるわけですが，ドナーのリンパ球にとってみると，患者さんの体内に残存している白血病細胞も「自分」ではない「他人＝異物」であるとみなします。

このために，ドナーのリンパ球は，残存白血病細胞に対して，長期間にわたり免疫学的な攻撃を行い，それを減少，消滅させる仕事をしていると考えられています。このような現象を**移植片対白血病**(Graft versus Leukemia)**効果**，略して**GVL効果**と呼んでいます(**図9-3**)。造血幹細胞移植には，GVLによるがん免疫療法としての効果もあるわけです。

提供者との相性はHLAで決まる

他人から造血幹細胞の提供を受ける場合には，ドナーの細胞が自分の細胞と相性が悪いと，生着不全などの不都合が生じるため，ヒト白血球抗原(human leukocyte antigen：HLA)と呼ばれる白血球の血液型が一致している必要があります。HLAが一致していない移植を行えば，移植した骨髄は拒絶されてしまい，その機能を失います。このような造血幹細胞移植の際の相

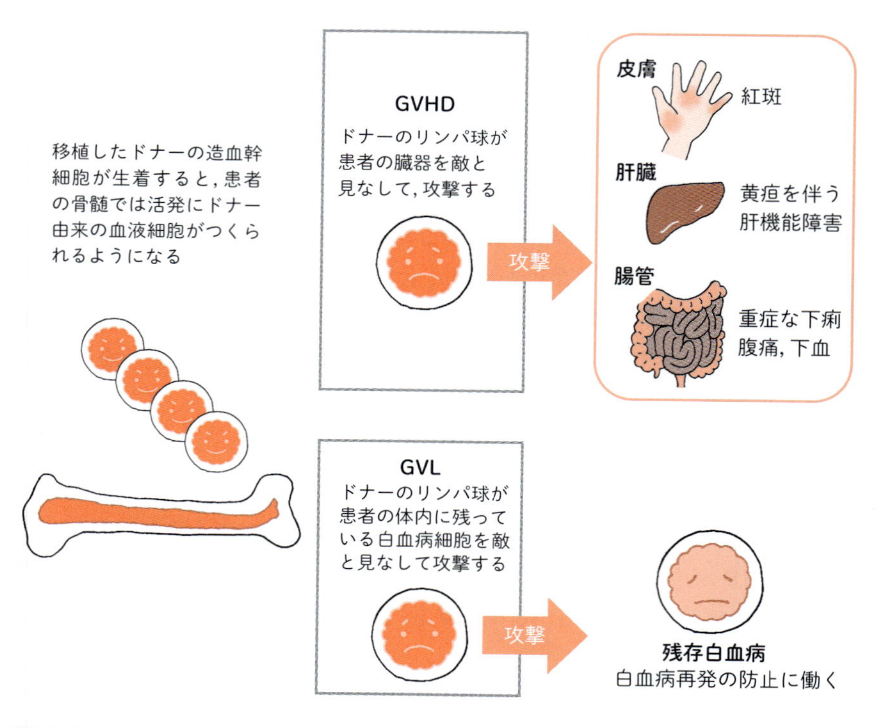

図9-3 GVHDとGVL効果

性（専門用語では「**組織適合性**」といいます）を決定するのが HLA なのです。

HLA を調べる方法（HLA タイピング）には，血清型を調べる方法と，遺伝子型を調べる方法があり，骨髄バンクに登録する場合には遺伝子型を検査する必要があります。ドナーを選ぶ際に重要な HLA の抗原には，A，B，C，DR の 4 種類があります。これらの 4 つの抗原は通常セットで遺伝し，そのセットを「ハプロタイプ」と呼びます。ハプロタイプは，両親から 1 セットずつ遺伝するため，1 人当たり 2 セットがペアのかたちで存在します（**図 9-4**）。

「ハプロ移植（HLA 半合致移植）」は，ペアのうち片方のハプロタイプのみが一致した血縁ドナーの細胞を用いる方法です。この新しい移植方法は，移植後の免疫抑制に使用する薬剤の選択や投与法を工夫することで実施可能となりました。

これまで行われてきた同種移植は，HLA が完全に一致した同胞（兄弟姉妹）から骨髄または末梢血幹細胞を採取して移植するのが一般的でした。患者さんに同胞が 1 名ある場合に，HLA が完全に一致する確率は約 25％です。親子の場合，1 つのハプロタイプを必ず受け継いでいるため，少なくても半分の HLA が一致すること（HLA 半合致）になり，これを**ハプロドナー**と呼びます。同胞の場合も約 50％，いとこの場合でも約 25％の確率でハプロドナーとなることができます。

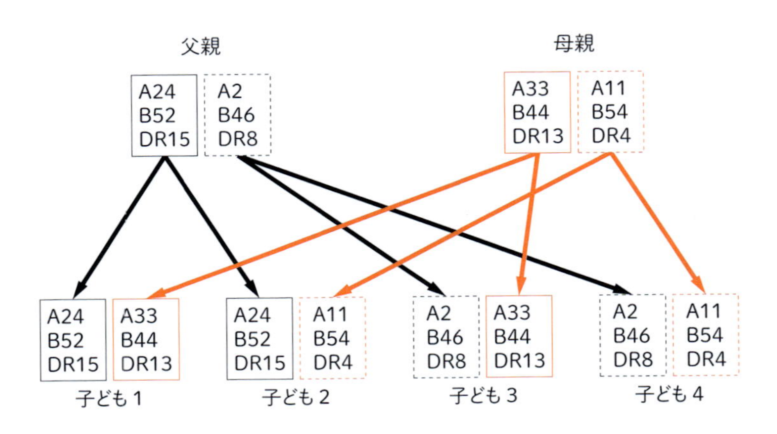

図 9-4　HLA ハプロタイプの遺伝形式

造血幹細胞移植の種類

移植という治療法で本当に必要なものは，すべての血液細胞のタネである**造血幹細胞**です。骨髄という畑の土の中には，タネである造血幹細胞が豊富に含まれていることがわかっていたため，骨髄を採取して移植する骨髄移植の技術が最初に発展しました。言葉をかえれば，骨髄移植は，医学の歴史のうえで最初に実施された造血幹細胞移植にほかなりません。その後，技術の進歩により新しい造血幹細胞移植の方法が次々と開発されて，現在では多彩な種類の移植法の中から，患者さんに最適なものを選ぶことができるようになりました（**表 9-1**）。

造血幹細胞移植の種類には，大きく分けて，①移植する造血幹細胞のソース（所在）による分類，②造血幹細胞の提供者による分類，③ HLA の適合度による分類，④移植前処置法の強さによる分類があり，実際にはそれらを各々選択して組み合わせるわけですから，移植法のバリエーションはとても複雑なものになっています。

表 9-1　造血幹細胞移植の種類

移植する造血幹細胞のソースによる分類
1) 骨髄移植（骨髄中の造血幹細胞を移植） 2) 末梢血幹細胞移植（骨髄から末梢血中に誘導した造血幹細胞を移植） 3) 臍帯血移植（臍帯の血液中にある造血幹細胞を移植）
造血幹細胞の提供者による分類
1) 自家移植（自分の造血幹細胞を移植→白血病治療ではほとんど行われていない） 2) 同種移植（他人の造血幹細胞を移植） 　a) 血縁者間移植 　　・同胞間移植（兄弟姉妹の造血幹細胞を移植） 　　・同胞以外の血縁者間移植（親，子ども，親族の造血幹細胞を移植） 　b) 非血縁者間移植（骨髄バンク，臍帯血バンクから提供された造血幹細胞を移植）
HLA の適合度による分類
1) HLA 適合移植（HLA が適合したドナーから移植） 2) HLA 一部不適合移植（HLA が一部不適合なドナーから移植） 3) HLA 不適合（半合致）移植（通称：ハプロ移植，HLA が半合致したドナーから移植）
移植前処置法の強さによる分類
1) 骨髄破壊的前処置を用いた移植（通称：フル移植） 2) 強度減弱型（骨髄非破壊的）前処置を用いた移植（通称：ミニ移植）

移植する造血幹細胞のソースによる分類とは，移植する造血幹細胞をどの所在地から採取するのかの違いであり，骨髄，末梢血幹細胞，臍帯血の3つから選べます。造血幹細胞の提供者による分類は，誰から造血幹細胞を提供してもらうかの違いであり，患者本人，同胞（兄弟姉妹），同胞以外の血縁者，非血縁者（骨髄バンクまたは臍帯血バンク）という選択肢があります。HLAの適合度による分類は，後述する移植の際の相性を規定するHLA（ヒト白血球抗原）の型が，完全に一致しているか，一部しか一致していないかの違いによって様々な組み合わせが存在します。移植前処置法の強さによる分類は，骨髄を完全に破壊する従来の方法か，強度を弱めて骨髄を完全に破壊しない新しい方法のどちらかを選ぶことになります。各々の移植方法の詳細については，これから順次説明します。

移植する造血幹細胞のソースによる分類

1）骨髄移植

血縁または非血縁のドナーから骨髄血を採取して移植するのが，「**骨髄移植（bone marrow transplantation：BMT）**」です。前述したように，白血病治療の歴史の中で，最初に行われた造血幹細胞移植が骨髄移植です。ドナーから骨髄血を採取するには，全身麻酔による手術（骨髄採取術）が必要となります（➡ 111頁，第10章参照）。

2）末梢血幹細胞移植

骨髄ではなく，血管を流れている血液（末梢血）から造血幹細胞をとってきて移植する方法を「**末梢血幹細胞移植（peripheral blood stem cell transplantation：PBSCT）**」と呼びます。当初は後述する自家移植で発展した技術ですが，他人からの造血幹細胞の移植（同種移植）にも応用されるようになりました。

まず骨髄中に豊富にある造血幹細胞を，静脈血の中におびき出すために，ドナーにG-CSF（顆粒球コロニー刺激因子）という薬剤を約5日間注射します。血液中に造血幹細胞が増えたところで，献血（成分献血）の時に使用するものと同じ「血球分離装置」という機械で，造血幹細胞を集めることができるようになりました。現在では，健康保険が適用され同胞ドナーを対象として行われるようになり，骨髄バンクのドナーに対してもこの方法が選択できるほど普及しています。

この移植法の利点としては，ドナーに全身麻酔をかける必要がないため，全身麻酔を行うことが好ましくないドナーからでも，造血幹細胞が採取可能であることと，移植を受けた患者さんの白血球や血小板の回復が骨髄移植と比較して早いことです。問題点としては，造血幹細胞とともにドナーのリンパ球が多く移植されるために，慢性のGVHDが骨髄移植と比較して高頻度にみられるということです。ドナーからの末梢血幹細胞の動員・採取の方法については，造血細胞移植学会が定めたガイドラインに則って施行されています。**図9-5**に同種末梢血幹細胞移植の概略を示しました。

3）臍帯血移植

出産の時に娩出される胎盤の中には造血幹細胞を多く含んだ血液があり，これを臍帯（へその緒）の血管から採取し，移植に使用する方法が開発されました。この方法を「**臍帯血移植（cord blood transplantation：CBT）**」と呼びます。他人（妊婦）から提供された臍帯血を保管管理する臍帯血バンクが各地にできており，バンクから提供された臍帯血による移植が行われています。

臍帯血移植は母体も赤ちゃんも傷つけることなく造血幹細胞を採取でき，捨ててしまう胎盤を有効に利用できるよい方法です。しかし採取できる血液の量が少なく，成人の体重の重い患者さんでは，生着に必要な造血幹細胞の数が不足して移植ができない場合もあります。臍帯血移植では，HLAが完全に一致していない場合でも移植が可能であり，HLA 1～2抗原不一致の移植も行われています。また，すでにストックしてある臍帯血を使用するので，移植までの準備期間が短くてすむことも利点の1つです。臍帯血移植では，骨髄移植と比較して，移植後の血球回復が遅いことや，移植細胞数が少ないと生着不全の頻度が高くなることが問題点となっています。臍帯血移植の概

郵　便　は　が　き

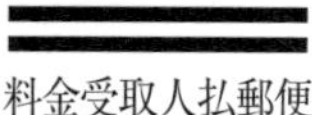

料金受取人払郵便

本郷局承認

3727

差出有効期限
2021年10月14
日まで
切手はいりません

113-8739

（受取人）
東京都文京区
本郷郵便局私書箱第5号
医学書院（MB-2）
『もっと知りたい白血病治療』編集室 行

◆ご記入いただきました個人情報は，ご注文商品・アンケート記念品の発送および新刊案内の送付等に使用させていただきます。
なお，詳しくは弊社ホームページ（http://www.igaku-shoin.co.jp）収載の個人情報保護方針をご参照ください。

ご芳名　フリガナ 性別：男・女 年齢　　歳代
ご住所　1. 自宅　2. 勤務先（必ず選択） 〒□□□-□□□□ 都道府県 E-mail
勤務医・開業医・看護師・研修医（前期・後期）・学生・他（　　）
勤務先 所属・学部名 専門科名

04073

『もっと知りたい白血病治療』アンケート

この度はご購入いただきありがとうございます。今後の改訂や新刊企画のため，みなさまの率直なご意見・ご感想・ご批判をお寄せいただければ幸いです。

アンケート回答者の中から抽選で「図書カード」をプレゼントいたします。
（抽選は定期的に行います。当選発表は賞品の発送をもってかえさせていただきます）

A．普段，医書の新刊情報をどこでお知りになりますか（複数回答可）

①医書専門店　②大型書店　③学会展示　④ネット書店
⑤書評・レビュー・広告（媒体名：　　　　　　　　　　）
⑥SNS（よく見るアカウント名：　　　　　　　　　　）
⑦同僚・友人から　⑧その他（　　　　　　　　　　）

B．本書をどこでお買い求めになりましたか

①医書専門店　②大型書店　③学会展示　④ネット書店
（店名，学会名：　　　　　　　　　　）
⑤その他（　　　　　　　　　　）

C．ページ数　①少ない　②適当　③多い

D．価格の印象　①安い　②適当　③高い

E．本書の記述　①わかりやすい　②適当　③わかりにくい

F．本書を購入しようと思った理由をお聞かせください

（　　　　　　　　　　）

G．本書で特に気に入っていただけた点をお聞かせください

（　　　　　　　　　　）

H．本書を改良してほしい点，追記してほしい内容があればお聞かせください

（　　　　　　　　　　）

I．今後出版を希望される書籍，その他ご意見やご要望などをお聞かせください

（　　　　　　　　　　）

ご協力ありがとうございました。

略を**図 9-6** に示しました。

造血幹細胞の提供者による分類

1）自家移植

自家移植は白血病が完全寛解となった時期に，自分の造血幹細胞を採取，保存しておき，超大量の抗がん剤や放射線による治療の後に戻す方法です。骨髄から造血幹細胞を採取するのを**自家骨髄移植**，静脈血から造血幹細胞を採取するのを**自家末梢血幹細胞移植**と呼びます。

最近では，採取に全身麻酔の必要がないなどの利点から**末梢血幹細胞移植**（PBSCT）のほうが主流となっています。地固め療法後に G-CSF（顆粒球コ

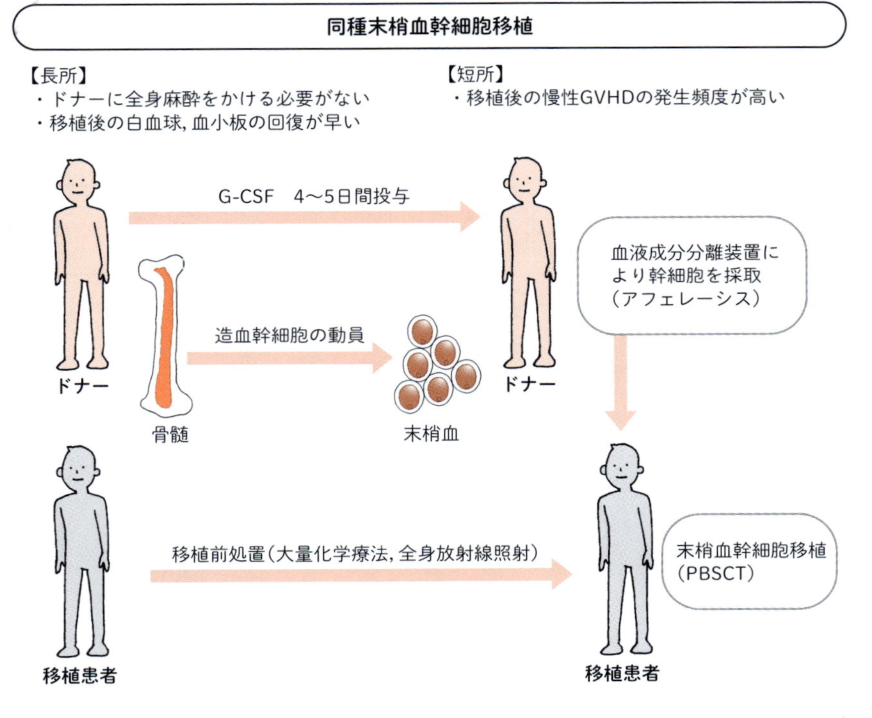

図 9-5　同種末梢血幹細胞移植の概略

ロニー刺激因子）を投与すると，白血球数が回復してくる時期に一致して，骨髄の中から造血幹細胞が末梢血に動員されてきます。その造血幹細胞を血球分離装置により採取し，必要な細胞数が集まったら，凍結保存しておきます。使用する時は，移植前処置を行った後に，保存してある幹細胞を解凍して輸注（点滴）するわけです。

自家移植は，自分自身の細胞を戻すため，生着不全や移植片対宿主病（GVHD）がなく安全に移植ができるという利点があります。しかし，寛解期の骨髄や血液中には，微量の白血病細胞が残存しているおそれがあります。これを造血幹細胞とともに採取し，移植してしまう可能性もあることと，同

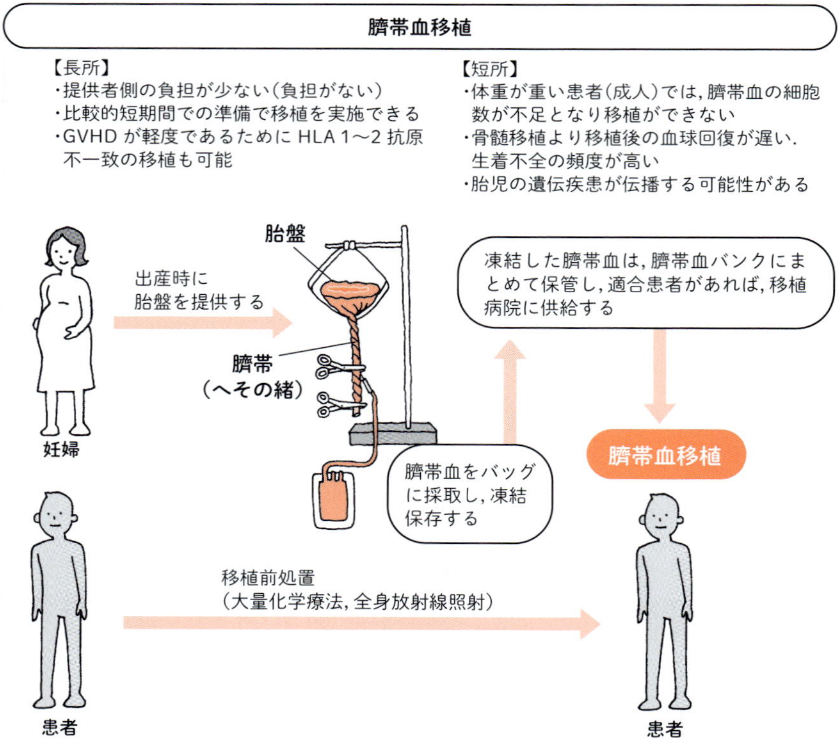

臍帯血移植

【長所】
・提供者側の負担が少ない（負担がない）
・比較的短期間での準備で移植を実施できる
・GVHD が軽度であるために HLA 1～2 抗原不一致の移植も可能

【短所】
・体重が重い患者（成人）では，臍帯血の細胞数が不足となり移植ができない
・骨髄移植より移植後の血球回復が遅い．生着不全の頻度が高い
・胎児の遺伝疾患が伝播する可能性がある

妊婦
出産時に
胎盤を提供する
胎盤
臍帯
（へその緒）
臍帯血をバッグに採取し，凍結保存する
凍結した臍帯血は，臍帯血バンクにまとめて保管し，適合患者があれば，移植病院に供給する
臍帯血移植
患者
移植前処置
（大量化学療法，全身放射線照射）
患者

図 9-6　臍帯血移植の概略

種移植にみられる移植片対白血病（GVL）効果が期待できないなどの理由により，現在では通常は行われていません（例外として，急性前骨髄球性白血病の再発例で，微小残存病変陰性の場合には，自家移植が行われる場合があります➡ 142頁，第12章参照）。

2）同種移植

他人の造血幹細胞を移植することを「**同種移植**」と呼びます。同種移植には，血縁関係にあるドナーから提供された造血幹細胞を移植する「**血縁者間移植**」と，血縁関係にないドナーから提供された造血幹細胞を移植する「**非血縁者間移植**」があります。

a）血縁者間移植

移植のドナーを選ぶ場合に，最も優先度が高い（最も安全に移植ができる）のが，HLAの適合した同胞（兄弟姉妹）です。現在では移植技術の進歩により，HLA一部不適合やHLA不適合（半合致）の血縁者もドナーとなることが可能となっています。

b）非血縁者間移植

同胞などの血縁者にHLAが適合したドナーがいない場合には，骨髄バンクに登録している人からHLAの適合したドナーを探してきて，その人から骨髄または末梢血幹細胞を提供してもらって移植することができます。これを「**非血縁者間造血幹細胞移植**」と呼びます。現在では，国際協力が進んだため，日本の骨髄バンクでHLAの一致した人がいない場合は，米国，台湾，韓国，中国の骨髄バンクから一致したドナーを探し出して，提供を受けることができるようになりました。

図9-7に日本の骨髄バンク（日本骨髄バンク，Japan Marrow Donor Program：JMDP）を介して非血縁者造血幹細胞移植を行う場合の，患者登録から移植までの流れをフローチャートに示しました。また**表9-2**に非血縁者間造血幹細胞移植の現在の問題点を列記しました。

臍帯血移植も造血幹細胞の提供者による分類では，非血縁者間移植に含まれます。

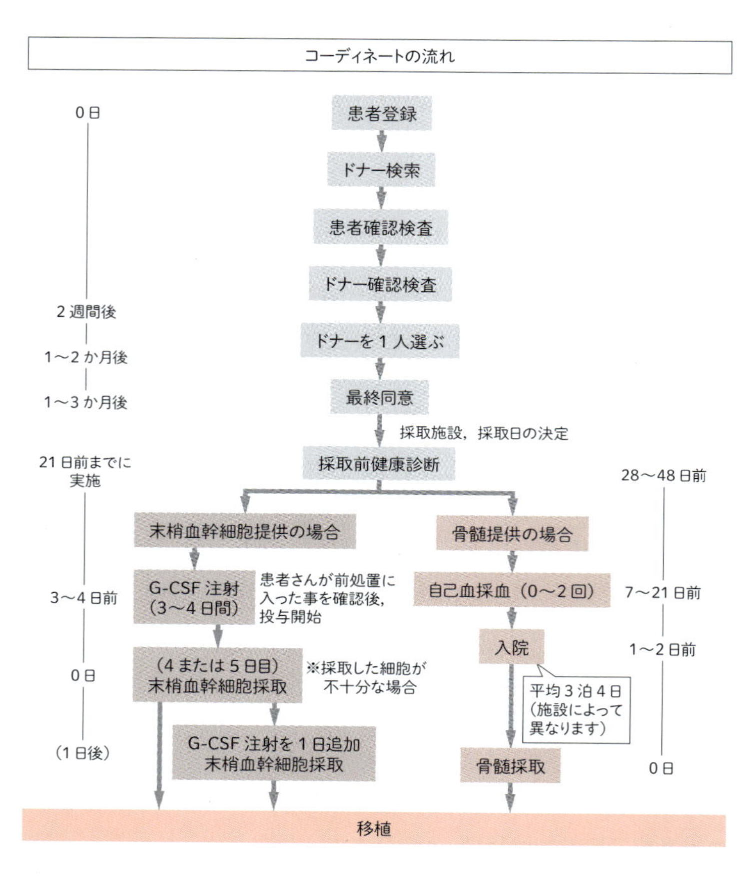

図 9-7 骨髄バンクへの患者登録から非血縁者間造血幹細胞移植までの流れ

（日本骨髄バンクホームページ https://www.jmdp.or.jp/recipient/flow/corfinate.html より転載）

表 9-2 同胞間移植と比較した非血縁者間造血幹細胞移植の問題点

・ドナー検索から移植までに時間がかかる ・検査料やコーディネート料などの自費負担が必要 ・生着不全の頻度が同胞間移植に比してやや高い ・急性GVHDの発生頻度が高い ・急性GVHDの重症度が高い ・慢性GVHDの頻度が高い ・ウイルス感染などの移植後感染症を合併しやすい ・治療成績（移植後の生存率）は同胞間移植より劣る場合が多い

HLA の適合度による分類

1) HLA 適合移植

「HLA が適合している」とは，血清型で HLA-A，B，DR の 6 つの数字がすべて一致している（HLA 血清型 6/6 一致）か，遺伝子型で HLA-A，B，C，DRB1 の 8 つの数字がすべて一致している（HLA 遺伝子型 8/8 一致）場合を指します。移植のドナーを選ぶ場合に，優先度が高い（安全に移植ができる）のは，この HLA 血清型 6/6 一致ドナー，または HLA 遺伝子型 8/8 一致ドナーです。

2) HLA 一部不適合移植

HLA が完全に適合したドナーが見つからない場合には，一部不適合のドナーによる移植が検討される場合があります。具体的には，血清型で 1 抗原不適合（HLA 血清型 5/6 一致）ドナーや，遺伝子型で 1～2 アリル不適合（HLA 遺伝子型 7/8 一致あるいは 6/8 一致）ドナーを選択して移植が行われる場合がありますが，GVHD の発生頻度や重症度が高くなるなどの問題から，HLA 適合移植と比較して安全性は劣ります。

3) HLA 不適合（半合致）移植（ハプロ移植）

先に述べたように，HLA が完全に適合したドナーが得られる確率は，同胞間で約 25％に過ぎません。少子化が進んでいる現代では，同胞の数も少なくなっており，HLA が適合した同胞ドナーを見つけることがむずかしくなっています。さらに，移植を急ぐ病状にある患者さんでは，骨髄バンクに登録して非血縁者ドナーを探している時間的な余裕がない状況もまれではありません。その場合には，臍帯血移植と並んで，HLA 不適合（半合致）血縁者間移植（通称：ハプロ移植）が選択されることが多くなってきました。

2 セットある HLA のハプロタイプのうち，半分の 1 セットだけしか一致していないハプロドナーからの移植を，従来の免疫抑制法を用いて実施すれば，致死的な重症 GVHD が発生してしまいます。ハプロドナーからの移植が安全に可能となったのは，移植後に大量のシクロホスファミドという薬剤を投与する新しい免疫抑制法が開発されたためです。シクロホスファミドは移植前処置に頻用される薬剤ですが，従来の移植では移植後に投与されることはありませんでした。一方，ハプロ移植では移植後3，4日目（day 3，day 4）または3，5日目（day 3，day 5）のタイミングで大量のシクロホスファミドの投与によって，ドナーのリンパ球（反応性T細胞）がHLAが一致していないことを認識して増殖や攻撃を行うことを未然に防ぐことができ，重症GVHDの発生が回避されるわけです。またこの方法では，移植した造血幹細胞や反応性T細胞以外の血液細胞への悪影響は少ないと考えられています。先に述べたようにハプロドナーの候補となるのは両親，同胞，いとこなどの血縁者であり，移植方法としては，骨髄移植と末梢血幹細胞移植，そして前処置としては骨髄破壊的前処置（フル移植）と強度減弱型前処置（ミニ移植）のいずれも選択することが可能です。なお，現在のところハプロ移植は健康保険の適用がなく，臨床試験というセッティングでのみ実施可能です。

移植前処置法の強さによる分類

1）骨髄破壊的前処置を用いた移植（フル移植）

前述したように，従来の造血幹細胞移植では，超大量の抗がん剤や全身の放射線照射で，完全に患者さんの骨髄を破壊してから，ドナーの造血幹細胞を移植します（**図9-8A**）。この方法を「骨髄破壊的前処置を用いた移植（通称：フル移植）」と呼びます。

2）強度減弱型前処置（骨髄非破壊的前処置）を用いた移植（ミニ移植）

従来の基準では造血幹細胞移植の対象とならなかった50～55歳以上の高齢者や，主要臓器に障害のある患者さんにも移植が可能となるように開発された新しい移植法が，「**強度減弱型前処置を用いた移植**（別名：**骨髄非破壊的前処置による移植**，通称：**ミニ移植**」です。

ミニ移植では，骨髄破壊型前処置を用いた移植の場合と比較して，少量の

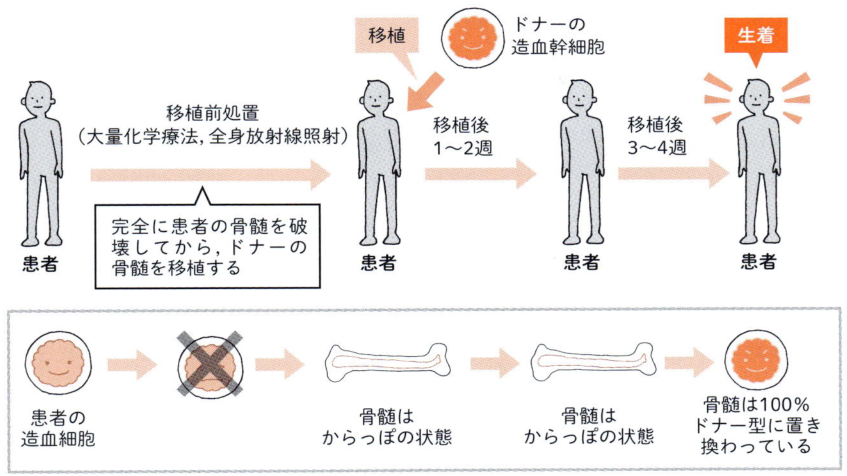

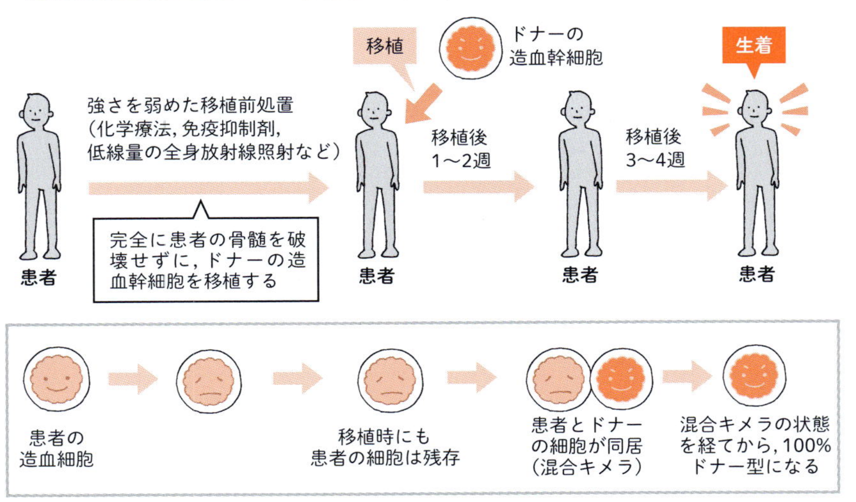

図 9-8 骨髄破壊的前処置を用いた移植と強度減弱型前処置を用いた移植の違い

抗がん剤や微量の全身放射線照射を使用するため，自分の骨髄は完全に破壊されることはありません。したがって，抗がん剤や放射線照射による重篤な副作用はほとんどみられません。また，移植後の白血球や血小板の減少も軽く，感染や出血によるトラブルも比較的少なく，高齢者や，臓器の機能が低下した患者さんにも比較的安全に移植を行うことができます。ミニ移植は移植前処置に用いる抗がん剤や放射線の効果に重点をおかず，移植したドナーの細胞による GVL 効果を期待した移植法なのです。

しかし，自分の骨髄を完全に破壊していないために，移植直後は自分の細胞とドナーの細胞が共存する，混合キメラと呼ばれる状態となります。最終的には，混合キメラから完全にドナー由来の細胞のみの状態に移行するわけですが，自分の細胞がドナーの細胞を排除する生着不全の危険がある場合は，免疫抑制剤の減量，中止や，ドナーから新たにリンパ球を採取して患者さんに輸注する処置が必要となります（**図 9-8 B**）。

もちろん，ミニ移植でも GVHD が起こる危険は，通常の移植法とかわりません。ミニ移植は発展途上の移植方法なので，最適な薬剤や放射線照射の使用法，安全性，どんな病気や状態の患者さんに行うのが効果的であるかなどが確立しておらず，今後の研究の結果を待たなければなりません。

コラム

移植の成功のカギを握るHLAのはなし

移植における患者さんとドナーの相性を，専門用語では「**組織適合性**」と呼びます。この相性が悪い場合は，移植後に生着不全や重症移植片対宿主病（GVHD）などのトラブルが続出し移植はうまくいきません。組織適合性は，白血球の血液型であるHLA（ヒト白血球抗原）の組み合わせにより決まるために，移植を成功させるには，事前に相性の良い型のドナーを選択することが非常に重要です。

HLAの型を決める遺伝子群は第6染色体にあり，このなかで造血幹細胞移植の際の組織適合性で重要と考えられているのは，*A*，*B*，*DR*と名付けられた遺伝子です。*A*, *B*, *DR*遺伝子は3つがセット（このセットを「ハプロタイプ」と呼びます）になって親から子に伝わるので，ひとりの患者さんのHLAを調べる検査を行うと，父親に由来するハプロタイプをあらわす3つの数字（例：*A2*，*B46*，*DR8*）と，母親に由来するハプロタイプをあらわす3つの数字（例：*A26*，*B52*，*DR15*）を合わせて，合計6つの数字（*A2*，*A26*，*B46*，*B52*，*DR8*，*DR15*）が報告されることになります。この数字はHLAの「血清型」と呼ばれていますが，*A*，*B*，*DR*遺伝子の指令により細胞の表面に発現した各HLA抗原を血清学的な方法で同定した型という意味です。

通常の造血幹細胞移植の際には，この6つの数字が患者さんのものとすべて一致している同胞，または骨髄バンク登録者をドナーとして選定します。このようなドナーをHLA完全一致ドナー，あるいはHLA6/6（「6分の6」と読む）一致ドナーと呼び，最も相性がよく安全に移植できるドナーと言えます。6つの数字のうちで1つだけ異なっている場合は，HLA1座不一致ドナー，あるいはHLA5/6一致ドナーと呼びます。このようなドナーからの骨髄や末梢血幹細胞を移植することは可能ですが，HLA完全一致（6/6）ドナーからの移植と比較すると，生着不全や重症GVHDの発生頻度が高くなり，リスクの高い移植であると考えられています。

96頁でも述べたように，臍帯血移植の場合は，骨髄移植と比較して重症のGVHDが発生する頻度が低いために，HLA完全一致（6/6）の臍帯血はもちろんのこと，HLA1～2座不一致（HLA5/6，または4/6一致）の臍帯血を使用した移植も比較的安全に実施可能です。

骨髄バンクにおけるドナーの選択では，*A*，*B*，*DR*の各血清型を規定している遺伝子そのものを調べることで，遺伝子レベルでHLAの一致しているドナーを探し出すことができるようになり，非血縁者間造血幹細胞移植の治療成績は飛躍的に向上しました。

第10章

造血幹細胞移植の実際（1）：ドナー検索から移植まで

第 10 章，第 11 章では，造血幹細胞移植を受ける患者さんが実際に体験することを，時系列にそって説明します。この章ではドナーの検索から，移植の準備，移植前処置，移植当日までを追っていきます。

ドナーの検索

図10-1 に血縁者間同種骨髄移植を例にとり，実際に何が行われるのかについて，時系列にそった流れを示しました．

患者さんが造血幹細胞移植の必要である病状にあり，患者さんと家族が主

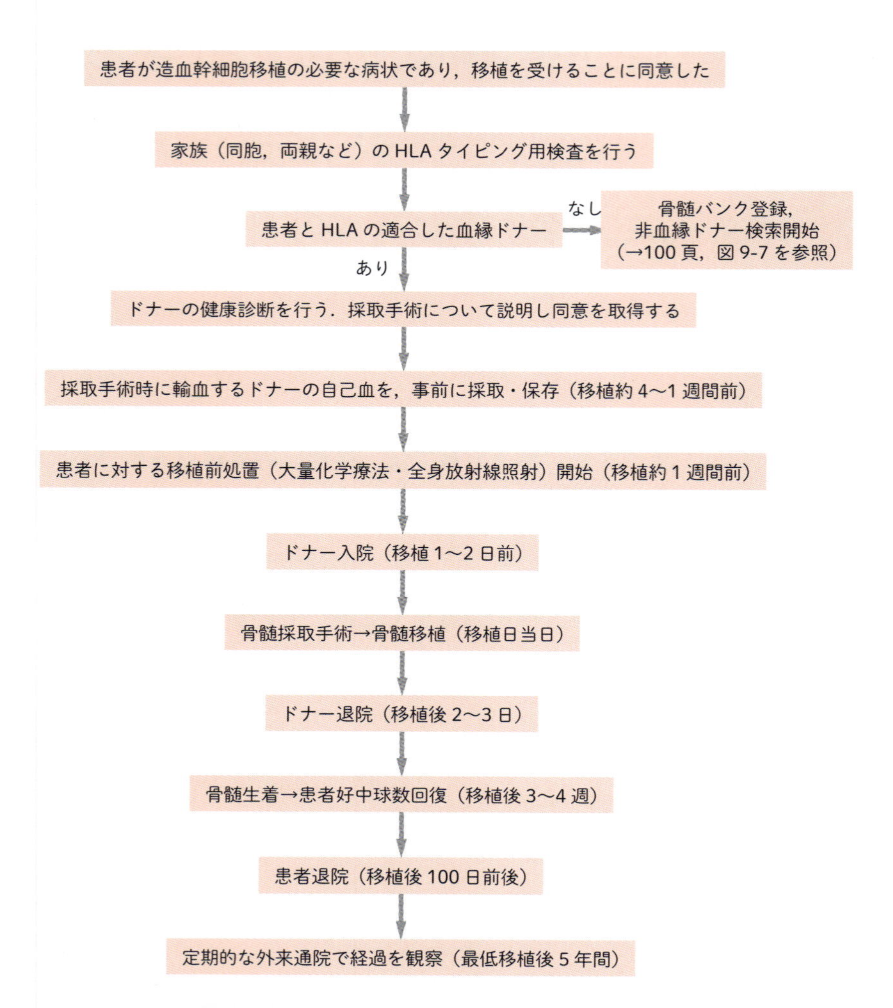

図10-1　血縁者間骨髄移植のながれ

治医からの説明を受け，移植することに同意したら，健康な造血幹細胞（骨髄または末梢血幹細胞）を提供してくれる**提供者（ドナー）**を探すことになります。ドナーの候補者になれるのは，原則として18～60歳で，提供の意志があり，骨髄や末梢血幹細胞を採取する際に問題となる持病や既往歴を持っていない健康な方に限ります。

第9章（➡ 92頁）で説明したように，ドナー候補の第一選択となるのは患者さんの同胞（兄弟姉妹）で，HLA（ヒト白血球抗原）という白血球の血液型が完全に適合した人が優先して選ばれます。ABO式血液型が適合していなくてもドナーになることはできます。したがって，ドナー候補である同胞の方に来院してもらい，HLAの型を調べる検査（採血または口腔粘膜を綿棒でこすりとるスワブ検体採取）を行います。最近ではHLA半合致移植（通称ハプロ移植）が選択される場合もあるため，同胞以外の血縁者（両親，子どもなど）のHLA検査も同時に行われることが多くなっています。また，同胞にHLA適合ドナーがなく骨髄バンクに登録する場合には，両親のHLAの型を申告する必要があります。HLA検査は健康保険外の検査項目であるため自費負担が必要です（費用は病院ごとに異なります）。

HLAが適合した同胞が得られた場合は，一般的な手術前の健康診断（問診，診察，採血，心電図，X線撮影など）を行います。骨髄採取手術や末梢血幹細胞採取が可能な健康状態であると判定され，なおかつ，ドナー候補者に骨髄採取手術または末梢血幹細胞採取の危険性やその意義につき十分に説明し同意が得られれば，最終的にドナーとして選定されます。

血縁者にHLA適合ドナーが存在しない場合は，骨髄バンクに登録して非血縁者ドナーを探すことができます。日本の骨髄バンクに適合したドナーが存在しない場合は，海外（米国，台湾，韓国，中国）の骨髄バンクでもドナーの検索ができるシステムが整っています。骨髄バンクを介した非血縁者間移植では，移植に至るまでにドナーとの交渉や調整（コーディネート）などでかなり時間を要します。そのため，患者さんの事情で移植を急ぐ場合には，代替ドナーとして①コーディネートの時間が不要な臍帯血バンクに保管されているユニット（1つの胎盤から採取した臍帯血）の選定や，②血縁者でHLAが半適合しているハプロドナーの検診などを行うことになります。

移植の前に患者さんが準備すること

患者さんは事前に心臓，肺，肝臓，腎臓などの主要な臓器が，移植に耐えられるかどうかの評価を行います。具体的には，移植前の全身状態と臓器合併症の有無についての基準であるHCT-CI (Hematopoietic Cell Transplantation-specific Comorbidity Index) を用いたスコアを算出して，移植が安全に施行できるかどうかを判定します。

また，体の中に感染の原因となる病巣があると，移植後の白血球減少時に致命的な感染症になる可能性があります。最も問題となるのはう歯（虫歯）なので，移植前に歯科を受診して，抜歯などの処置を受けて治しておく必要があります。それ以外にも，耳，副鼻腔，咽頭，肛門周囲などの場所に感染を起こしそうな病変がないかチェックします。

移植前の不妊対策について

造血幹細胞移植は超大量の抗がん剤投与や全身の放射線照射を行うため，男女ともに性腺機能に障害をきたして，移植後に妊娠する能力（妊孕性（にんようせい））が大きく低下します。そのため若い患者さんでは，移植実施前に不妊対策を行うことが重要です。また強度減弱型（骨髄非破壊的）前処置を用いた移植では，妊孕性が温存されるかどうかはまだよくわかっていません。

男性の患者さんで将来子どもがほしいという希望がある場合には，精子の凍結保存が可能です。しかし，移植前までに行ってきた抗がん剤治療の影響により，健康な精子を十分な量保存することができない場合もあります。したがって，可能な限り白血病治療を開始する前に精子を凍結保存することが推奨されています。

女性の患者さんで将来子どもがほしいという希望がある場合も，卵子の凍結保存が可能です。しかし，卵子の採取（採卵）は排卵周期に合わせなければならず，白血病に対する治療開始前や治療スケジュールの中でタイミングを見計らって行うことはむずかしいこともあります。また，抗がん剤治療の影響で良好な卵子を採取できないこともあり，好中球や血小板が減少している治療中に採卵の処置を行うと感染症や出血などのトラブルが発生するリスクが高まることがあります。卵子を凍結する際には，配偶者がいる場合には受精卵として，配偶者がいない場合には未受精卵として保存します。

移植を受ける患者さんの不妊対策として大切なことは，移植前の説明の中で必ず不妊の問題を取り上げて，患者さんや家族の希望をよく聞くことです。さらに，できるだけ早い段階から生殖医療を専門とする産婦人科医に，移植チームの一員として不妊対策全般について関わってもらうようにすることも必須となります。不妊対策の詳細については，「小児，思春期，若年がん患者の妊孕性温存に関する診療ガイドライン（日本癌治療学会・編）」をご参照ください。

骨髄採取手術の実際とリスク

ドナーに選定されると，骨髄採取手術の前に，あらかじめ自分の血液を手術時の輸血用に保存します（自己血保存）。ドナーは手術の1〜2日前に入院し，当日は手術室で全身麻酔をかけた状態で，腰の骨（腸骨）より約800〜1,000 mLの骨髄液を採取します。この時，以前に保存しておいた自分の血液を輸血します。

骨髄採取は特殊なやや大きめの針（骨髄穿刺針）を用いて行い，メスなどは使いません。手術に要する時間は通常2〜3時間程度です。手術後，腰に針穴の跡がいくつか残りますが，時間の経過とともに薄れてわかりにくくなります。通常は手術後2〜3日目で退院となります。

骨髄採取は全身麻酔をかけて採取手術を行う以上，危険がまったくないわけではありません。これまでに**表10-1**に示したようなトラブルの発生が報告されており，骨髄採取手術に関連した死亡事故は世界で6例（日本では1件）生じています。骨髄を採取する医師，麻酔科医は細心の注意を持って手術にあたりますが，ドナーとその家族にはこのような危険性を十分納得したうえで手術に同意していただく必要があります。

血縁ドナーは日本造血細胞移植学会が管轄している**日本造血細胞移植データセンター**に登録され，ドナー保険の適格性基準を満たしていれば，「ドナー団体傷害保険」に加入することができます。もしも，骨髄採取に関する重篤な有害事象が発生した場合には，後遺傷害保険が適用されることになります。言うまでもなく，骨髄バンクを介した非血縁ドナーの場合も，同様な傷害保険に加入することが義務づけられています。

骨髄バンクに登録されたドナーから骨髄提供を受ける「**非血縁者間移植**」の場合は，ドナーは患者さんとは別の病院で骨髄採取の手術を受けることになっています。採取された骨髄はその日のうちに，移植病院に運搬され，患者さんに移植されます。非血縁者間造血幹細胞移植におけるドナー検索から移植までの流れは，第 9 章の**図 9-7**（➡ 100 頁）をご参照ください。

表 10-1 骨髄採取手術および麻酔による合併症

A. ドナーが骨髄提供に関連して死亡した事故
・57 歳女性（海外・血縁者間移植）：不整脈による心臓マヒ（手術中） ・年齢性別不明（海外・血縁）：麻酔に対する過敏反応による呼吸困難（手術中） ・35 歳男性（日本・血縁）：麻酔中の呼吸停止（手術中） ・35 歳男性（海外・非血縁者間移植）：肺動脈塞栓症（手術後） ・38 歳男性（海外・血縁）：重症肺塞栓症（手術後） ・40 歳代男性（海外・非血縁）：骨髄採取（局所麻酔下）後，昏睡状態となり 1 か月後に死亡
B. 採取手術により起こる可能性のある合併症
・麻酔の合併症：一過性の血圧低下，不整脈，麻酔用気管チューブによる歯や咽頭（のど）の損傷，気管チューブの刺激により喉頭に良性の腫瘍（喉頭肉芽腫）ができる，悪性高熱症の合併（特異体質により麻酔後に高熱などが続く病気）など ・採取中の合併症：骨髄採取用の穿刺針が折れて，皮膚の一部を切開して取り出したなど ・採取後の合併症：穿刺部の痛み，微熱，尿道カテーテル抜去後の排尿時の痛みや血尿，頭痛，気管チューブを抜いた後ののどの痛み，吐き気，穿刺部の皮膚の化膿や出血など（これらの症状はいずれも一過性であり，後に障害を残すことはない）
C. 特殊な健康被害（日本骨髄バンクに報告された事例）
・急性 C 型肝炎を発症した事例 ・骨髄採取後，後腹膜血腫（腹壁と腹膜の間にできた血液の固まり）を認めた事例 ・骨髄採取後，長期にわたって腰痛が持続した事例 ・骨髄採取後，肺脂肪塞栓症が疑われた事例 ・骨髄採取後，左腸腰部位に血腫を認めた事例 ・骨髄採取後，左腸腰筋部位に血腫を認めた事例 ・骨髄採取後，左中殿筋内に血腫を認めた事例 （上記の事例はいずれも生命に別状はなく，回復し社会復帰している）

〔日本骨髄バンク：ドナーのためのハンドブック第 4 版，p 35（A），p 61-64（C），2017．日本骨髄バンク：安全情報（海外）2019 年 4 月 17 日 非血縁者間骨髄提供者死亡事例（米国）について（A）．より作成〕

末梢血幹細胞採取の実際とリスク

最近ではドナーにG-CSF（顆粒球コロニー刺激因子）という薬剤を4〜5日間注射した後に，骨髄から末梢血中におびき出された造血幹細胞を血球分離装置により採取する方法も選択できるようになりました。この方法は「同種末梢血幹細胞移植」と呼ばれ，ドナーに全身麻酔をかける必要がないなどの利点があります（➡97頁，第9章 **図9-5** 参照）。

しかし，G-CSF投与時や血球分離装置による採取時にトラブルが発生することもあり，骨髄採取と比較してリスクが少ない方法であるとはいえません。したがってドナーの安全性を確保するために，日本造血細胞移植学会ならびに日本骨髄バンクが定めた，ガイドラインやマニュアルを厳格に遵守して採取を行うことになっています。

骨髄中にある造血幹細胞を末梢血中におびき出す（動員する）ために，採取前の4〜5日にわたりドナーに1日1〜2回のG-CSF注射を行います。そして，4日目または5日目に造血幹細胞採取を行いますが，細胞が十分採取できなかった場合には，5日目または6日目にも2回目の採取を行う場合があります。

血球分離装置を用いて造血幹細胞を採取する行為を「アフェレーシス」と呼んでいます。通常は最終のG-CSF投与2〜4時間後からアフェレーシスを開始します。アフェレーシスを行うには，採取の前に両腕のなるべく太い血管（静脈）に脱血用と返血用の注射針を刺して血管ルートを確保します。腕の静脈からアフェレーシスを円滑に行うための血管ルートが確保できない場合には，脚の付け根（鼠径部）にある太い血管にアフェレーシス用カテーテル（柔らかいチューブ）を挿入する場合があり，この方法を「大腿静脈アクセス」と呼びます。血球分離装置を用いると，脱血した血液中から造血幹細胞だけを選んで取り込み，残りの血液は返血ルートからドナーに返すことができます。アフェレーシスの所要時間は3〜4時間ほどですが，場合によってはさらに時間がかかることもあります。アフェレーシスの最中は，常に医師，看護師，臨床工学技士などのスタッフが見守っており，定期的に問診や血圧測定などのチェックを行います。アフェレーシス終了後に採取した造血幹細胞の数を測定し，血縁者間移植では凍結保存される場合がほとんどですが，骨髄バンクを介した非血縁者間移植では凍結保存は原則禁止されています。

末梢血幹細胞採取に伴う合併症は，① G-CSF 投与に関連したものと，② アフェレーシスに関連したものに大別されます（**表 10-2**）。

G-CSF 投与で問題となるのは，白血球増加や血小板減少といった検査値の異常と，骨痛を中心とする全身症状ですが，いずれもマニュアルに定められた G-CSF の減量・中止基準に従って対応します。骨痛に対する鎮痛薬は出血傾向を助長するアスピリンは使用できません。多くの場合，これらの検査値異常や症状は，G-CSF 注射の終了後数日で消失する一過性のものです。

アフェレーシスに関連した合併症で問題となるのは，低カルシウム血症による症状と血管迷走神経反射です。アフェレーシスの回路内で血液が凝固しないようにするために，クエン酸を注入しますが，その影響でドナーの血液中のカルシウム濃度が低下することがあります。低カルシウム血症になると，手足や口のまわりのしびれ，不安感，過呼吸などの症状が発生します。予防としては乳酸カルシウムの内服（採取前から）やカルシウムの持続点滴（採取中）を行う場合があります。治療としてはグルコン酸カルシウム（カルチ

表 10-2　末梢血幹細胞採取に伴う合併症

A. G-CSF 投与に関連したもの
＜軽度で一過性のもの＞ 白血球増加，血小板減少，骨痛，頭痛，嘔気・嘔吐，全身倦怠感，発熱，発疹，一時的に脾臓が大きくなる，肝機能異常 ＜重篤な副作用＞ ショック（G-CSF に対するアレルギー反応），狭心症様発作，脳血管障害，間質性肺炎，脾臓破裂，炎症の悪化（急性虹彩炎，痛風性関節炎など）
B. アフェレーシスに関連したもの
低カルシウム血症（手足・口のまわりのしびれ），血管迷走神経反射（めまい，嘔気・嘔吐，血圧低下），血小板減少，血管穿刺部位の疼痛や血腫
C. 末梢血幹細胞ドナーの死亡事例〔日本骨髄バンク「ドナーのためのハンドブック（第4版）p 43」より引用〕
世界で12例の末梢血幹細胞ドナーの死亡例が報告されている（日本では血縁者間，非血縁者間ともにドナーの死亡事例は発生していない） 主な死因：心不全，心筋梗塞，脳血管障害，アフェレーシス時の心肺停止，カテーテルによる空気塞栓，カテーテル挿入ミスによる出血死など

コール®）の注射で対処します。血管迷走神経反射とは，自律神経の1つである迷走神経の刺激により徐脈（脈拍が極端に遅くなる），血圧低下が起こる現象で，症状としてはめまい，冷汗，あくび，顔面蒼白，嘔気・嘔吐などがあります。重症になると意識喪失，痙攣，心停止に至る場合もあります。血管迷走神経反射が発生した場合には，重症化を避けるために，直ちに採取を中止して，徐脈や血圧低下に対する治療を行います。アフェレーシスを行うと，血小板も同時に採取されてしまうため，ドナーの血液中の血小板数が減少します。アフェレーシスの前後や最中に血小板数を計測するとともに，採取した末梢血幹細胞採取バッグの中にある血小板を分離してドナーに返却する場合もあります。

これまでに，世界で12例の末梢血幹細胞ドナーの死亡例が報告されています（**表10-2**）。幸いなことに，日本では血縁者間，非血縁者間ともにドナーの死亡事例は発生していません。死亡されたケースは，ドナーが高齢であったり，もともと高血圧や狭心症などの持病を持っていたなど，何らかの危険因子があった場合が多数を占めており，死亡と末梢血幹細胞採取との因果関係ははっきりしないと見なされています。

移植前処置

造血幹細胞移植に先立ち，白血病におかされた骨髄を破壊する操作が行われ，これを「**前処置**」と呼んでいます。前処置の目的は2つあり，1つは寛解導入や地固めの化学療法後でも残存している白血病細胞（微小残存白血病）を死滅させることであり，2つ目は移植したドナーの造血幹細胞の生着不全を防ぐために，患者さん側の免疫力を弱める（免疫抑制）ことです。

前処置には，①前処置法の強さ（強度）による分類と，②前処置法に用いる薬剤と放射線の組み合わせによる分類があります。

前処置法の強さ（強度）による分類には，骨髄を完全に破壊する従来の方法（骨髄破壊的前処置，通称「フル移植」）と，強度を弱めて骨髄を完全に破壊しない新しい方法（強度減弱型前処置，通称「ミニ移植」）の2つのタイプがあります（➡ 102頁，第9章参照）。

一方，前処置法に用いる薬剤と放射線の組み合わせによる分類には，化学療法（抗がん剤）と全身放射線照射を併用する方法と，化学療法のみで放射線照射は加えない方法があります。実際には，患者さんの年齢，病気の種類，病気の状態（病勢），移植前までの治療内容，移植する造血幹細胞ソースの種類，ドナーとの HLA 適合度，移植前に併存する臓器障害の有無などを考慮した上で，上記分類の組み合わせの中から，最も適切な前処置法を選ぶことになります。**表 10-3** に現在日本で行われている主な前処置法のレジメン（抗がん剤の種類や投与方法などの計画）を示しましたが，薬剤投与や放射線照射のスケジュールは，各施設により異なります。

前処置を開始する前に，前胸部または上腕部から心臓に近い太い静脈へ点滴ルート（中心静脈カテーテル）を挿入しておきます。

表 10-4 に移植前処置の時に問題となる副作用とその対策についてまとめました。超大量の化学療法による副作用としては，嘔気（吐き気），嘔吐，下痢，口内炎，脱毛などがあり，薬の種類によっては心臓，肝臓への障害，

表 10-3 日本で行われている主な移植前処置法

A. 骨髄破壊的前処置法
＜放射線照射を含むレジメン＞
・CY/TBI シクロホスファミド（CY）と全身放射線照射（TBI）12 グレイによる基本的な方法
・Ara-C/CY/TBI CY/TBI にシタラビン（Ara-C）を追加して強化した方法
・ETP/CY/TBI CY/TBI にエトポシド（ETP）を追加して強化した方法
＜放射線照射を含まないレジメン＞
・BU/CY ブスルファン（BUS）とシクロホスファミド（CY）による基本的な方法
B. 強度減弱型（骨髄非破壊的）前処置法
・FLU/BUS 2 フルダラビン（FLU）とブスルファン（BUS）2 回投与による基本的な方法 TBI 2 グレイを併用する場合あり（非血縁者間移植など） BUS を 4 回投与する変法（FLU/BUS 4）もあり
・FLU/MEL 80 フルダラビン（FLU）とメルファラン（MEL）80 mg/m^2 投与による方法 TBI 4 グレイを併用する場合あり（臍帯血移植など） メルファラン（MEL）を 140 mg/m^2 投与する変法（FLU/MEL 140）もあり

薬剤による膀胱炎，けいれん発作などの特殊な副作用が起こることもあります。その予防のために治療中は大量の点滴を行い，吐き気止めの薬（制吐剤），膀胱炎やけいれん発作を予防する薬の使用とともに，尿のチェック，心電図モニターなども必要となります。

全身放射線照射（total body irradiation：TBI）における放射線線量（放射線照射の度合いを表す量）は10～12グレイ（Gy）が一般的です。通常は1回あたりの線量2～3グレイを，朝夕2回に分けて，2～3日間にわたり照射する分割照射が行われています（施設により照射法は異なります）。

放射線を照射している最中は痛みなどの症状はありません。放射線照射後の副作用は嘔気（吐き気），嘔吐，脱毛，倦怠感（だるさ），頭痛，皮膚の発

表10-4　造血幹細胞移植前処置による副作用とその対策

副作用	対策
A. すべての前処置法に共通する副作用	
・嘔気（吐き気），嘔吐	対策：制吐剤（吐き気止め）点滴
・食欲低下	対策：中心静脈栄養（高カロリー輸液）による栄養管理
・口内炎，口内痛	対策：アイスボール使用などによる予防，うがいなどの口腔ケアの徹底，鎮痛剤（モルヒネなど）の使用
・下痢，腹痛	対策：止痢剤（下痢止め）内服，抗コリン剤投与
・肝障害（veno-occlusive disease：VODを含む）	対策：肝庇護剤，抗凝固剤（ヘパリン）予防投与
・腎障害	対策：大量輸液，尿アルカリ化，尿量モニターなど
・脱毛，皮膚障害	対策：特になし
・妊孕性低下，更年期障害	対策：精子・卵子（受精卵）保存，ホルモン補充療法
・二次がん	対策：予防対策はなし．二次がんの早期発見と治療
B. 特定の前処置法（薬剤・放射線照射）で生じる副作用	
・心筋障害（シクロホスファミドによる）	対策：心電図モニターによる監視
・出血性膀胱炎（シクロホスファミドによる）	対策：大量輸液，メスナ（ウロミテキサン®）点滴による予防
・けいれん発作（ブスルファンによる）	対策：抗けいれん剤（デパケン®，イーケプラ®など）の予防的内服
・唾液腺炎（放射線照射による）	対策：局所冷却，鎮痛剤投与
・頭痛（放射線照射による）	対策：脳圧降下剤（グリセオール®）点滴，鎮痛剤投与
・白内障（放射線照射による）	対策：点眼剤予防投与，発生したら白内障手術

赤やかゆみ，唾液腺炎（耳の後ろや顎のまわりが腫れて痛くなる），咽頭炎（のどの痛み）などです。全身放射線照射を受けた場合は，精巣や卵巣の障害により，男女とも妊孕性（こどもをつくる能力）が失われる可能性が極めて高く，女性の場合は閉経，更年期に似た症状が出現するためにホルモン療法を要することもあります。また，放射線による白内障や，二次がん（放射線照射などの影響で，別な種類のがんが5年～十数年後に発生すること）の発生もまれにあります。

移植病室（防護環境）と感染予防について

造血幹細胞移植のための前処置終了後は，感染から身体を守る白血球がほとんどゼロとなり，移植後は免疫抑制剤も使用されるために，細菌，カビ（真菌），ウイルスなどによる感染症が起こりやすく，その対策がとても重要です。現在では，日本造血細胞移植学会が定めた「移植後早期の感染管理」ガイドラインに準拠した管理が行われています。

造血幹細胞移植を受ける患者さんが入る病室は，これまで「無菌室」「移植病室」と呼ばれていましたが，現在のガイドラインでは「**防護環境**」と呼ぶように提唱されています。防護環境とは**表 10-5** に示した条件を満たすものです。具体的には，高い空気清浄度を確保し，外部からのほこりの侵入を防ぐため，超高性能エアフィルター（HEPA フィルター）を通した空気を一方向で層状に送り込む「ラミナ・エア・フロー（laminar air flow）」と呼ばれる

表 10-5　防護環境（移植病室）の条件

- 流入する空気を HEPA フィルター（超高性能エアフィルター）で濾過する
- 室内空気流を一方向性にする
- 室内空気圧を廊下に比較して陽圧にする
- 外部からの空気流を防ぐために病室を十分シールする（壁，床，天井，窓，コンセントなどをシールする）
- 換気回数は 1 時間に 12 回以上とする
- ほこりを最少にする努力をする
- ドライフラワーおよび生花や鉢植えを持ち込まない

システムを備えていなければなりません。防護環境では1つの壁にHEPAフィルターを取り付け，反対側の壁に向かって一方向性に空気を送り出しており，室内気圧は陽圧になっています。最近では，血液内科の病棟全体が防御環境の条件を満たしているという施設も増えています。

医療スタッフや面会者は防護環境に入室する場合には，手指衛生（手洗いまたは手指消毒）を徹底し，患者さんより風上に立たないように注意をすることが必要です。

移植前処置が始まった患者さんには，様々な感染予防対策が実施されます。通常の化学療法の時と同様に，口腔ケアのためのうがいや歯磨きは大切です。正しい方法で手洗いができるように指導を受けます。皮膚・会陰部・肛門部も清潔を保つために毎日シャワーを行うか，できない場合には全身の清拭を行います。感染を予防するための内服としては，細菌感染の予防のために抗菌薬（レボフロキサシンなど）を，真菌（カビ）感染の予防のために抗真菌薬（フルコナゾールなど），単純ヘルペスと水痘・帯状疱疹ウイルスによる感染予防のために抗ウイルス薬（アシクロビルなど）を，ニューモシスチス肺炎の予防のためにST合剤などが投与される場合が多いです。

造血幹細胞の輸注

ドナーから提供された造血幹細胞は，移植日に患者さんの静脈ルートから輸注（点滴）されます。

骨髄移植の場合は，赤血球輸血の場合と同じような手順で，採取した骨髄液が入ったバックを点滴ルートにつないで点滴します。ABO血液型が同じドナーからの移植の場合，骨髄液の点滴に要する時間は約6時間程度です。患者さんとドナーのABO血液型が異なる場合は，採取した骨髄液から赤血球や血漿と呼ばれる成分を除く操作を行った後，濃縮された骨髄細胞のみを点滴する必要があります。

末梢血幹細胞移植の場合は，あらかじめドナーから採取，凍結保存しておいた末梢血幹細胞を，移植当日に解凍して移植する方法と，移植日に合わせてドナーから末梢血幹細胞を採取して，凍結しないで点滴する方法があります。血縁者間の場合は前者が，骨髄バンクを介した非血縁者間移植の場合は後者が一般的です。

臍帯血移植の場合は，末梢血幹細胞移植と同様に凍結保存されていた臍帯血を，移植直前に急速に解凍し直ちに点滴します。

なお，造血幹細胞移植では移植日を day 0（デイゼロ）と呼び，前処置を行う移植前の日付は，移植日からさかのぼって day －1，－2，－3……と呼ぶ決まりとなっています。さらに移植後第 1 日目は Day 1 であり，以後，day 2，3……となります。

コラム

インターネットによるドナー検索サービス

造血幹細胞移植が必要な患者さんで，血縁者のなかでHLA型が適合したドナーが得られなかった場合は，骨髄バンク，あるいは臍帯血バンクに登録して非血縁ドナーを探すことになります。正式にバンクに登録を依頼する前に，あらかじめ患者さんのHLA型と適合したドナー，あるいは保管されている臍帯血が存在するかどうかを，インターネットにより調べることができます。

このシステムは**「造血幹細胞適合検索サービス」**と呼ばれており，原則として主治医が日本骨髄バンクのホームページの医師用サイトにある「HLA照合サービス」へアクセスして検索を行うことになっています。

患者さんのHLA型（HLA-*A*，*B*，*C*，*DR*）の数字と体重（臍帯血検索の場合は必須）を画面に入力すれば，日本骨髄バンクのドナー登録者および日本臍帯血バンクネットワークから公開された臍帯血において，患者さんのHLA型と適合するドナー登録者数および臍帯血本数を確認することが可能です。

この検索サービスはあくまでも正式登録前の予備的な照合であり，HLA型が適合したドナーや臍帯血が存在するからといって，直ちに造血幹細胞移植が可能という意味ではありません。移植をうけるためには，主治医により正式に骨髄バンク，臍帯血バンクに患者登録の手続きを行う必要があるのは言うまでもありません。

また，公益財団法人HLA研究所のホームページには，医療従事者向けに「ハプロタイプ推定ツール」があります。このツールを用いると，骨髄バンク適合者数の期待値を知ることができます。

第11章

造血幹細胞移植の実際（2）：移植後の生活と問題点

この章では，移植が無事に終了した後に，時間の経過とともにどのような生活を送り，なにが問題となるのかを，時系列にそって説明します。移植後の合併症としては肝中心静脈閉塞症/類洞閉塞症候群（VOD/SOS），急性移植片対宿主病（急性 GVHD），サイトメガロウイルスをはじめとする様々な感染症，移植関連血栓性微小血管症（TA-TMA）などが重要です。さらに移植から長期間経過してからでも発生する，慢性移植片対宿主病（慢性 GVHD）を含む様々な問題についても知っておいてください。

移植後の約 1 か月間

まず移植後の約 1 か月ですが，この時期の大半は無菌病室（防護環境）で過ごすことになります。

1）移植前処置の副作用とその対策

この時期は嘔気（吐き気），嘔吐，食欲不振，下痢，口内炎による痛みなどがよくみられます。吐き気に対しては吐き気止め（制吐剤）が，痛みに対しては痛み止め（鎮痛剤）が投与されます。食事はほとんど取れないため，高カロリー輸液という点滴で栄養の補給を行います。細菌やカビ（真菌）の感染による発熱が生じた場合には，抗菌薬や抗真菌薬の点滴が速やかに開始されます。

肝中心静脈閉塞症/類洞閉塞症候群（**VOD/SOS**）と呼ばれる合併症が，移植後早期に発生することがあります（**図 11-1**）。VOD/SOS は移植後 1～3 週間以内に発症してくることが多く，発症頻度は 10～15%程度です。本症は，移植前処置に用いた大量の化学療法や全身放射線照射などの影響で肝臓が障害されることにより，肝臓の圧痛（肝臓を触られると痛みを感じる），重症な黄疸，腹水や浮腫（むくみ）による体重増加などの症状が出現するものです。VOD/SOS は重篤な移植後合併症であり，トロンボモジュリン製剤，新鮮凍結血漿，副腎皮質ステロイドなどの治療を行っても改善せずに，多臓器不全に進展し致死的な経過をたどる重篤な合併症です。デフィブロチド（デファイテリオ®）という薬剤は，VOD/SOS の治療に有効であり，2019 年 6 月よりわが国でも使用できるようになりました。

2）造血機能の回復

移植した造血幹細胞が，患者さんの骨髄に定着して，造血をはじめることを「**生着**」と呼びます（➡ 90 頁，第 9 章 **図 9-1** 参照）。白血球の中の好中球が 500/μL を超える日が 3 日間続いたら，その 1 日目を「生着日」と呼びます。造血幹細胞が生着して，血球数が回復するまでには，移植後約 2～4 週間かかります（骨髄移植：約 2～3 週間，末梢血幹細胞移植：約 2 週間，臍帯血移植：約3〜4週間)。この間は赤血球数，白血球数，血小板数が非常に少なくなるため，赤血球輸血，血小板輸血が必要です。また，移植後の白血球の回復を速める効果のある，G-CSF（顆粒球コロニー刺激因子）という薬剤を使用するのが一般的となっています。

移植した造血幹細胞が，患者さんの骨髄に生着せず，造血機能が回復しない状態を「**生着不全**」といいます（➡90頁，第9章 **図9-2** 参照）。最近の報告によると，骨髄破壊的移植前処置を用いた骨髄移植および末梢血幹細胞移植で，生着不全の発生する頻度は5%程度と言われていますが，再移植（もう一度造血幹細胞移植を行うこと）などの対策を迅速にとらなければ，生命に危険が及ぶ状態となります。

3) 生着前免疫反応と生着症候群

移植した造血幹細胞が生着する前後に，発熱，体重増加，浮腫（むくみ），皮疹，下痢，肝障害，腎障害などが出現することがあります。生着が確認さ

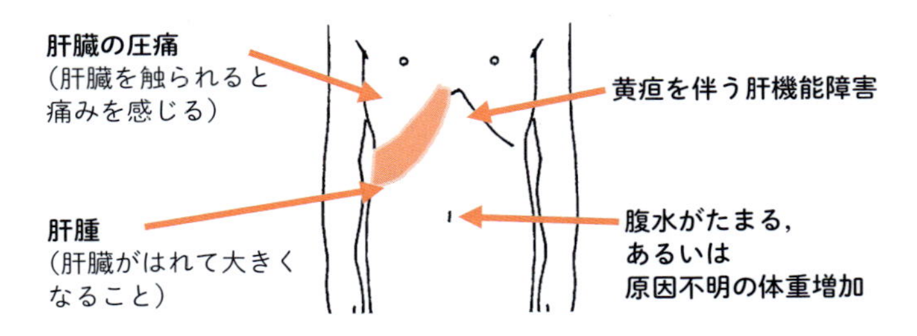

- VOD/SOS（veno-occulusive disease/sinusoidal obstruction syndorome，肝中心静脈閉塞症／類洞閉塞症候群）とは，造血幹細胞移植後に肝臓の細い静脈に血栓（血液の固まったもの）が詰まり，肝臓の細胞が破壊され，肝機能障害が発生する病気である
- 症状は①黄疸，②痛みを伴う肝腫大，③腹水，あるいは原因不明の体重増加である
- 移植後1〜3週間以内に発症してくることが多い．発症頻度は10〜15%程度
- VOD/SOSの予防としては，ウルソデオキシコール酸内服などが行われている
- VOD/SOSを合併すると肝不全から多臓器不全へと進展し，致死的な経過をたどることが多く，最もこわい移植後合併症である（重症例の死亡率80%以上）

図 11-1　移植後問題となる合併症①：VOD/SOS（肝中心静脈閉塞症／類洞閉塞症候群）

れる前に，このような症状が出現する現象を「**生着前免疫反応（pre-engraftment immune reactions：PIR）**」と呼び，臍帯血移植後によくみられます。移植に伴う免疫反応が関与していると推測されていますが，本当の原因はよくわかっていません。また，生着の時期に一致して同様な症状が発生する場合は「**生着症候群**」と呼びます。こちらは，好中球の増加によりサイトカインという免疫に関わる物質が過剰につくられることが原因であると考えられています。生着前免疫反応や生着症候群は，一時的なもので，少量の副腎皮質ステロイド投与などで軽快する場合が多いとされています。しかし，後から説明する急性移植片対宿主病（GVHD）と症状がよく似ているために，見分けるのがむずかしいことが問題となります。

移植後約 1 か月後から 100 日目前後まで

移植した造血幹細胞が機能しはじめると，細菌感染や出血といった危険が減る一方で，新たな合併症の危険が増えてきます。その主なものは，GVHD，ウイルス感染症，移植関連血栓性微小血管症（TA-TMA）です。

1）GVHD（移植片対宿主病）

GVHD は移植されたドナーの造血幹細胞からつくられたリンパ球が，患者さんの身体に免疫学的な攻撃を加えることで起こる病気です（➡ 92 頁，第 9 章 **図 9-3** 参照）。GVHD には急性 GVHD と慢性 GVHD という 2 つのタイプがあります。これまでは，移植後 6～100 日ごろまでに起こるものを急性 GVHD，100 日以降に起こるものを慢性 GVHD と定義していましたが，最近では**表 11-1** に示した詳細な分類に変わりました。

急性 GVHD の症状は皮膚，消化管，肝臓の 3 つの臓器に起こります（**図 11-2**）。皮膚は日焼けの直後のように赤くなり（これを「皮膚紅斑」と呼びます），少しピリピリとします。重症になると皮膚紅斑は体全体に広がり，やけどの後のような水ぶくれができることもまれにあります。消化管の症状は水のような下痢便が大量に出ること，腹痛，下血などです。肝臓の症状は黄疸が主体です。

GVHD は重症化すると生命に危険の及ぶ合併症であるため，この発生を予防する必要があります。HLA が適合した血縁者間移植の GVHD 予防には，**シクロスポリン**を移植直後には点滴で，服薬が安定して可能となれば内服で投与します。シクロスポリンの問題となる副作用は腎障害ですが，血液中の

表 11-1　GVHD の分類

	亜分類	発症時期	急性 GVHD 症状	慢性 GVHD 症状
急性 GVHD	古典的 持続型・再燃型・遅発型	移植後 100 日以内 移植後 100 日以降	あり あり	なし なし
慢性 GVHD	古典的 重複型	規定せず 規定せず	なし あり	あり あり

【定義】
ドナー由来のリンパ球が患者の臓器に対して，免疫学的な攻撃を加えることで発生する病気．通常の急性 GVHD は移植後 100 日以内に症状が出現する
【予防】
シクロスポリン＋メトトレキサート（短期間投与）→ HLA 一致血縁者間移植の場合
タクロリムス＋メトトレキサート（短期間投与）→非血縁者間移植などの場合
【症状】
皮膚：皮膚の一部，あるいは全身に広がる紅斑（皮膚が赤くなる），重症になると水疱（水ぶくれ），皮膚剥離（皮膚がはがれる）などが起こる
肝臓：黄疸（黄疸が強くなると，皮膚や眼球が黄色くなる，だるさ，食欲低下などの症状が出る），肝機能検査異常，重症化すると肝不全（昏睡，腹水貯留など）となる
腸管：重症な下痢，腹痛，下血，強い吐き気など
【治療】
副腎皮質ステロイド投与，免疫抑制剤の変更や強化など

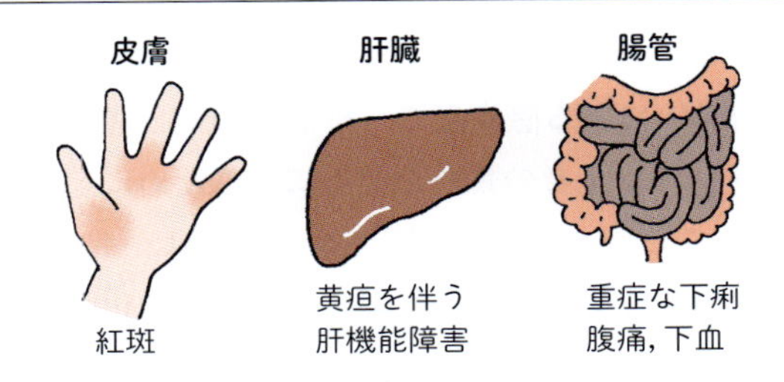

図 11-2　移植後問題となる合併症②：急性 GVHD

薬の濃度を測定しながら，患者さんそれぞれで最も適切な量に調整することで予防しています。**メトトレキサート**はシクロスポリンとともに移植直後に短期間注射しますが，問題となる副作用は口内炎です。一方，重症なGVHDが発生する頻度が高いと推測される移植（非血縁者間移植など）では，シクロスポリンの代わりに，より強力な免疫抑制剤である**タクロリムス**を使用するのが一般的です。タクロリムスの問題となる副作用は腎障害，血糖値の上昇（二次性糖尿病）などです。シクロスポリン，タクロリムス，メトトレキサート以外に，GVHD予防に用いられることのある薬剤としては，ミコフェノール酸モフェチル，抗ヒト胸腺細胞グロブリン，シクロホスファミドなどがあります。

これらの薬剤を予防的に使用しても，重症なGVHDが発生した場合は，GVHD予防薬は続行しつつ，直ちに副腎皮質ステロイド追加による治療を開始します。副腎皮質ステロイドによる治療が無効の場合には，第二段階の治療としてミコフェノール酸モフェチル，抗ヒト胸腺細胞グロブリン，間葉系幹細胞（テムセル®）などを使用する場合もあります。また，皮膚のケアや下痢・腹痛に対する治療など，各臓器に発生したGVHDの症状に対する対策も並行して行います。

急性GVHDはその重症度によりⅠ～Ⅳ度に分類されますが，Ⅲ度以上の場合は重症と判定します。非血縁者間移植やHLA不適合移植では重症急性GVHDにより致死的な経過をたどる場合があり，適切な予防や治療の確立が，大きな課題となっています。

2）ウイルス感染症

ウイルス感染症はこの時期に多発します。最も問題となるのは，**サイトメガロウイルス（CMV）による感染症**で，移植後3～12週間の時期によくみられます。このウイルスは全身の臓器を標的にするために，多彩な症状が表れます（**図11-3**）。このウイルスが原因となる肺炎は，「間質性肺炎」という通常の細菌性肺炎とは異なるタイプの肺炎であり，重症化すると呼吸不全となり死亡する可能性もあります。また，サイトメガロウイルスは眼の網膜に感染する場合（サイトメガロウイルス網膜症）もあり，発見が遅れると視力低下や失明の危険があります。急性GVHDの治療として免疫抑制剤を強力に使用した後は，サイトメガロウイルス感染症の出現するリスクが高くなります。また，血縁者間移植と比較すると，非血縁者間移植のほうが高い頻度で合併すると言われています。

現在では，定期的に血液中のサイトメガロウイルス抗原を検査することで，サイトメガロウイルス感染症の早期診断ができるようになりました。通常は，サイトメガロウイルス抗原が陽性になった時点で，肺炎などの症状がなくても，サイトメガロウイルスに対する抗ウイルス薬であるガンシクロビルの投与を開始します。ガンシクロビルの副作用は骨髄での造血障害であり，長く使用していると，白血球減少や血小板減少が進行します。治療が長期にわたると，ガンシクロビルが効かなくなる場合がありますが，その時には，別の

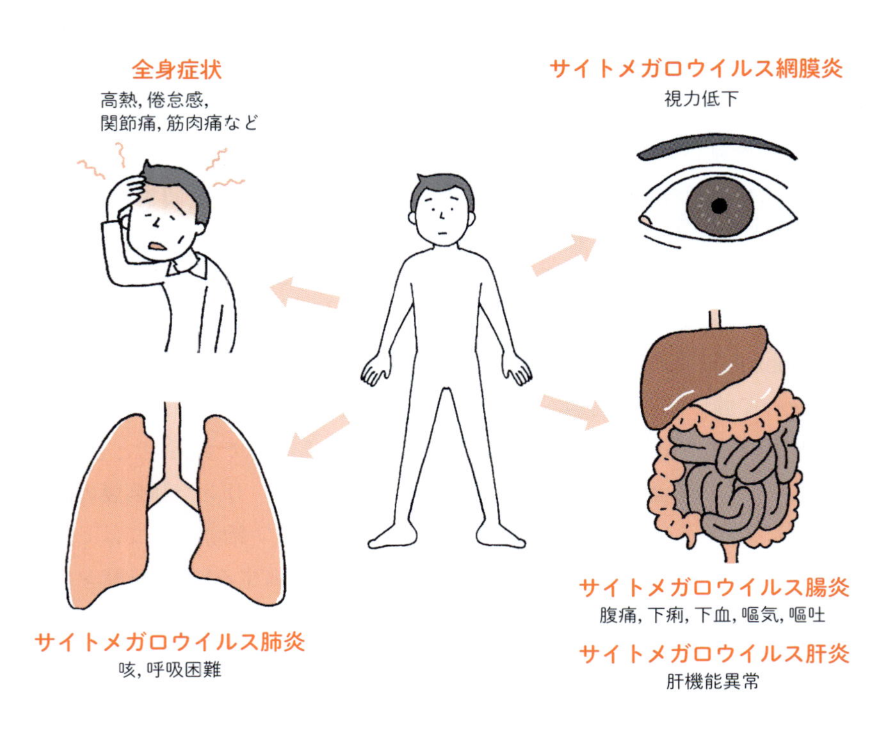

図 11-3　移植後問題となる合併症③：サイトメガロウイルス（CMV）感染症

抗ウイルス薬であるホスカルネットに変更します。ガンシクロビルなどの抗ウイルス薬は，血中のサイトメガロウイルス抗原が完全に消えるまで続けられます。

また，**アデノウイルスによる出血性膀胱炎**もみられますが，この膀胱炎は血尿を伴い，頻尿，排尿時痛，残尿感などの自覚症状のために，強い苦痛を伴う合併症です。重症の場合は尿道にカテーテルを入れて，24時間持続的に膀胱を洗う処置（持続膀胱灌流）が必要となる場合があります。さらに，重症例にはシドフォビルという抗ウイルス薬を投与すると効果がありますが，2019年8月現在国内では未承認の薬剤です。

移植後には，水痘・帯状疱疹ウイルス（VZV）による**帯状疱疹（ヘルペス）**の発生も多いために注意が必要です。移植後4〜5か月目に発症のピークがあり，移植を受けた患者さんの25〜50%にみられる頻度の高いウイルス感染症です。通常は神経の走行に一致した小水疱（小さな水ぶくれ）と神経痛が特徴ですが，移植患者の場合は，水疱が小児の水ぼうそうのように全身に拡大したり，臓器に感染して肺炎などを併発する危険もあります。このような症状が発見されたら直ちにバラシクロビル（内服）またはアシクロビル（点滴）という抗ウイルス薬の投与を行います。また発症を予防する目的で，移植後長期にわたり少量のアシクロビルの内服を続ける必要があります。

ウイルス感染によるまれな合併症として，EB（エプスタイン-バー）ウイルス（EBV）感染に関連した移植後リンパ増殖性疾患（posttransplantation lymphoproliferative disorder：PTLD）があります。これは移植後の免疫不全が極めて強い状態の時に，EBウイルスが原因となって，悪性リンパ腫というリンパ球の悪性腫瘍に類似した病気が発生するものです。症状としては，発熱，リンパ節の腫大，肝臓や脾臓の腫大などですが，リンパ腫病変の急速な進行により，致死的な経過をたどる場合もあります。治療としては，免疫抑制剤の減量・中止，ドナーのリンパ球を採取・輸血する「ドナーリンパ球輸注（donor leukocyte transfusion：DLT）」，リツキシマブ投与などが行われます。

3）移植関連血栓性微小血管症（TA-TMA）

移植前処置，免疫抑制剤の使用，GVHD の合併など様々な原因によって，主要臓器の非常に細い血管（微小血管）が障害されることで，様々な症状が発生することがあり，**移植関連血栓性微小血管症（transplant-associated thrombotic microangiopathy：TA-TMA）**と呼ばれています。TA-TMA の症状は多彩ですが，溶血による貧血，血小板輸血に不応性の血小板減少，重症な黄疸などの肝機能障害，意識障害，腸炎による腹痛や下血などが知られています。

急性 GVHD と類似した症状が多く，両者を鑑別することが重要ですが，同時に発症している場合もあり鑑別が困難な場合がしばしばあります。TA-TMA の治療としては，免疫抑制剤の減量・中止，血漿交換，新鮮凍結血漿，トロンボモジュリンなどがありますが，重症化すると多臓器不全となり，致死的な経過をとることの多い合併症です。

移植後 100 日目以降の問題（長期的な合併症/後遺症）

造血幹細胞移植を行ってから 100 日（day 100）経つと患者さんの造血機能，免疫機能も一応回復し，重症急性 GVHD や重症ウイルス性肺炎などの致命的な合併症を起こしにくくなります。造血幹細胞移植後の退院時期は，白血病の病状や移植後合併症の有無・程度により様々ですが，退院後も外来診察や血液検査を長期にわたり継続します（移植後長期フォロー外来）。退院後も，しばらくは GVHD 予防のための免疫抑制剤や感染症予防のための薬の内服を続けなければなりません。移植後約 3～6 か月頃より全身状態の回復に応じて，外来の受診間隔を延ばすとともに，職場や学校への社会復帰を徐々にはじめていきます。予防のための内服を行っていても，前に述べたように慢性 GVHD や帯状疱疹（ヘルペス）などの感染症が発生してくることがありますし，これから説明するような長期にわたる合併症や臓器障害などの発生に注意が必要です（**表 11-2**）。

1）慢性 GVHD

以前は，GVHD の発症する時期が移植後 100 日以内か 100 日以降かによって，急性 GVHD と慢性 GVHD に分けていましたが，前述（➡ 126 頁）したように，現在では発症時期を問わずに「慢性 GVHD に特徴的な症状や臓器の異常があるかどうか」によって決めるように変わりました（**表 11-1**）。慢性 GVHD を発症しやすいリスク因子としては，HLA 不適合移植，非血縁者ドナー（臍帯血を除く）からの移植，末梢血幹細胞移植，急性 GVHD の既往などが知られています。

慢性 GVHD の症状は多彩ですが（**図 11-4**），主なものは口腔内の粘膜や舌に白いコケのような変化（扁平苔癬様病変）が出ること，唾液が出にくくなること，涙が出にくくなること，ものが飲み込みにくくなること，皮膚が萎縮して硬くなること，慢性の肝機能障害，肺の閉塞性細気管支炎による咳や息切れなどです。

治療は，症状が軽症ならば無治療で経過を観察し，中等症・重症の場合は全身的な治療および局所的な治療を行います。全身的な治療としては，副腎皮質ステロイドの全身投与（内服など）が第一選択となりますが，副腎皮質ステロイド投与中の場合は，副腎皮質ステロイドの増量やその他の免疫抑制剤（シクロスポリン，タクロリムスなど）の追加・増量を行います。これらの治療薬は長期にわたって服用しなくてはならないこともあります。局所的な治療としては，皮膚に対する副腎皮質ステロイド外用薬（軟膏など）の塗布や紫外線照射，眼に対する点眼薬，肺に対する副腎皮質ステロイドや気管支拡張薬などの吸入療法などを行う場合があります。

表 11-2　造血幹細胞移植後の晩期合併症（後遺症）

- 慢性 GVHD：口腔，眼，皮膚，肝臓，肺などの多彩な症状（詳細は**図 11-4** 参照）
- 感染症：水痘・帯状疱疹ウイルス，サイトメガロウイルス，細菌，真菌など
- 性腺機能障害：妊孕性低下，性器障害，性腺機能低下，性成熟の異常（小児）など
- 移植に関連した諸臓器の後遺症：肺，心血管，腎臓，甲状腺，骨などの障害
- 二次がん：リンパ増殖性疾患，二次性白血病/骨髄異形成症候群（MDS），皮膚がん，口腔がん，食道がんなど
- 精神・心理的な問題：不安，抑うつ，心的外傷後ストレス障害（PTSD）など

2）感染症

移植後 100 日以降においても，免疫力が低下した状態が続くため，様々な感染症に罹患する場合があります。特に，慢性 GVHD の発症とその治療を目的とした副腎皮質ステロイドや免疫抑制剤の長期全身投与を行っている患者さんは，感染症を合併するリスクが高くなるため特別な注意が必要です。

主な病原体としては，水痘・帯状疱疹ウイルス，サイトメガロウイルス，細菌（肺炎球菌），真菌（かび），ニューモシスチスなどであり，各々に対して感染予防対策や治療が行われます。移植から長い時間が経過していても，高熱などの感染症を疑うような症状が出た場合には，迅速に専門医療機関で

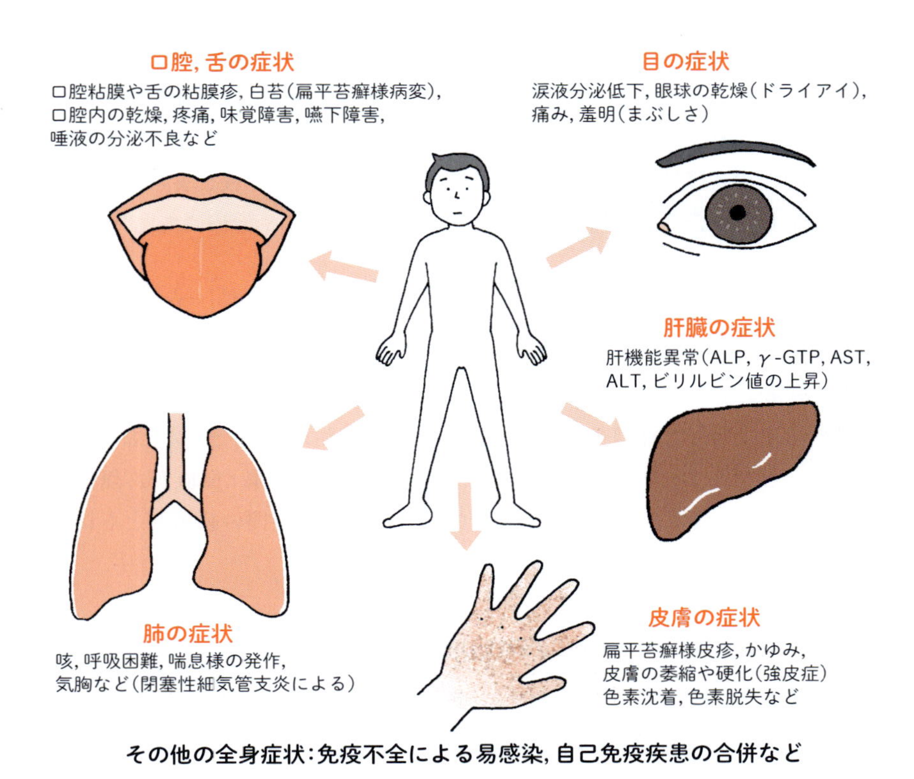

図 11-4　移植後問題となる合併症④：慢性 GVHD

評価や治療を受けなければなりません。

3）性腺機能障害

移植前処置による大量の抗がん剤や放射線照射の影響ならびにGVHDにより性腺に関連した障害が起こることがあります。具体的には，膣の乾燥，性交痛，性交後出血，膣狭窄などの女性の性器障害，無月経，性欲減退，勃起不全などの性腺機能低下，先に説明した妊孕性の低下（不妊）などが知られています。問診，身体診察，性腺ホルモン値の測定で評価を行い，婦人科などの専門医と連携してホルモン補充などの治療を行うことになります。

4）移植に関連したその他の諸臓器の後遺症

移植を受けた影響により，移植後長期にわたり様々な臓器に後遺症や合併症が発症することがあるため，移植後長期フォロー外来で注意深く見張っていなければなりません。**表11-3**にGVHD関連および性腺機能障害を除いた，その他の各臓器の後遺症（晩期合併症）をまとめて記載しました。これらが発生した場合には，各臓器の専門医と連携して評価や治療にあたります。

5）移植後の二次がん

移植を受けた影響により，後から原疾患である白血病とは別のがん（悪性腫瘍）が発生することがあり，移植後の二次がんと呼ばれています。その中には，先に説明した移植後リンパ増殖性疾患（PTLD）（➡ 130頁）も含まれており，移植後2〜3か月に好発します。一方，固形腫瘍（血液がん以外の悪性腫瘍）は，移植後1年ごろから発症しはじめて，時間の経過とともに発

表11-3　移植に関連したその他の臓器の後遺症（晩期合併症）

- 心血管系：心筋障害（心筋症），心不全，虚血性心疾患，不整脈，弁膜異常，高血圧
- 呼吸器：特発性器質化肺炎による咳，息切れ
- 内分泌代謝系：甲状腺機能低下症，脂質異常症，糖尿病
- 腎臓：慢性腎臓病（CKD）
- 骨：骨量低下，骨粗鬆症，虚血性骨壊死

症のリスクが上がり続けるため，移植後長期にわたる監視が必要です。発症頻度の高い固形腫瘍としては，口腔内がん，食道がん，皮膚がんなどがありますが，発生した場合には，各専門科と連携して治療します。

QOL（クオリティー・オブ・ライフ）とサバイバーシップ支援

白血病が造血幹細胞移植により完治しても，ここまで説明してきたように，移植を受けたための合併症/後遺症として様々な長期的な問題を抱えて，その後の人生を生きていかなければならないことがあります。これらの後遺症/合併症の有無や程度が，その患者さんの生活の質＝QOL（クオリティー・オブ・ライフ）に大きな影響を及ぼし，普通の社会生活や家庭生活に復帰できるかどうかの鍵をにぎっています。

移植を受けた患者さんたちは，身体的な問題だけでなく，メンタル面でも移植後長期にわたって不調が生じることが珍しくありません。その中には，白血病の再発や二次がんを含めた晩期合併症に対する不安をはじめとして，社会経済的に困難を感じて抑うつ状態となったり，治療の中で体験したつらい出来事がトラウマとなり，心的外傷後ストレス障害（PTSD）を発症することもあります。

がんを経験した方が，生活していく上で直面する課題を，家族や医療関係者，他の経験者とともに乗りこえていくことを「サバイバーシップ」と呼んでいます。移植担当医は，患者さんのQOLがより向上するように，後遺症の予防や克服のための様々な努力を続けています。また，身体面だけでなく，精神・心理的な問題についても常に評価を怠らず，患者さんのつらい気持ちに対するケアも行いながら，患者さんのサバイバーシップ支援を続けることになります。

コラム

移植後長期フォロー外来と人生の旅

「先生，わたし 20 歳(はたち)になりました。」

ある日の外来で，診察を終えた患者さんが，帰り際にわたしに笑顔でそう言いました。患者さんは 37 歳の女性です。

「えっ？　あっ，そうか。おめでとう。本当に良かった。」

彼女は 17 歳の高校生の時に，造血幹細胞移植を受けました。そこから，20 年の歳月が経過したということを，彼女はわたしに，そっと伝えてくれたのです。

造血幹細胞移植を受けた患者さんたちは，移植当日（day 0）の日付を，「第 2 の誕生日」として記憶しています。「移植日は新たな命が授けられた日」という意味から，患者さんにとって，本当の誕生日と同じくらい大切な「第 2 の誕生日」なのです。

ですから，「20 歳(はたち)になった」ということは，移植後 20 年たったという意味になります。発病以来の主治医としては，現在の無事を心から喜ぶとともに，決して平坦ではなかった彼女の移植後の経過を思い出して，深い感慨を覚えました。

造血幹細胞移植は，「移植が成功して白血病が完治した」というところで，「めでたく治療終了」となるものではありません。慢性 GVHD による皮膚や口腔内の病変，免疫不全に伴う感染症予防，性腺機能障害，二次がんの検診などのチェックが長期にわたり必要となります。そのため，移植後の患者さんたちは「移植後長期フォロー外来」にずっと通院を続けることになります。そこでは，上記のような身体的な問題だけでなく，気持ちのつらさや不安といった心理的な問題に対するケアや，職場復帰・復学といった社会経済的な問題に対する支援も行われています。がん治療後の患者さん（サバイバー）の主体性を尊重して，援助を行うことを「がんサバイバーシップ」と言いますが，移植後長期フォロー外来で行われていることは，まさに「がんサバイバーシップ」に関わるケアや支援に他なりません。

移植を受けられた白血病患者さんと治療担当者（主治医，看護師など）とは，非常に長いお付き合いになります。わたしが血液内科医になった当初に受け持った患者さんやそのご家族とは，すでに 30 年近く「人生の旅」をともに歩んでいます。そして，これからも同じ旅の一行として，患者さんとご家族が医療という深い森の中で道に迷われないように，専門的な知識や経験を持った案内人の役割を果たし続けることになるでしょう。

第12章

特殊な白血病とその治療(1)：急性前骨髄球性白血病，フィラデルフィア染色体陽性急性リンパ性白血病，成人T細胞白血病・リンパ腫

白血病の中には，これまで説明してきた一般的なタイプとは異なる，特殊なタイプの病気があります。それらの中には，通常の治療とは別な方法で治療する必要がある白血病があり，第12章，第13章でまとめて概説します。この章では，急性前骨髄球性白血病，フィラデルフィア染色体陽性急性リンパ性白血病，成人T細胞白血病・リンパ腫について，くわしく説明します。

急性前骨髄球性白血病

1) 急性前骨髄球性白血病とは

急性前骨髄球性白血病は，急性骨髄性白血病（AML）の一種であり，WHO 分類（2017 年版）では「PML-RARA を伴う APL（Acute Promyelocytic Leukemia）」，FAB 分類では AML M 3 と呼ばれています。

この病気にかかると，白血球のもとになる細胞（前駆細胞）の 1 つである**前骨髄球**の段階で，血球の分化・成熟がストップしてしまうために，異常な（白血病化した）前骨髄球が無秩序に増え続けるようになり，骨髄で正常な造血ができなくなってしまいます。

この病気では，第 15 番染色体にある *PML* 遺伝子領域と，第 17 番染色体にある *RARA* 遺伝子領域で，各々の染色体の一部が切断され，入れ替わる，相互転座と呼ばれる現象が起こります。この染色体の異常を，専門用語では **t（15；17）転座**と表現する約束になっています。この t（15；17）転座により **PML-RARA キメラ遺伝子**と呼ばれる，正常人には存在しない異常な遺伝子が形成されます（**図 12-1**）。現在では，前骨髄球の段階で血球の分化・成熟がストップし，白血病化した前骨髄球が無秩序に増え続けるようになる原因が，この *PML-RARA* キメラ遺伝子からつくられる PML-RARA キメラタンパク質にあると推定されています。

治療を開始する前の急性前骨髄球性白血病は，**播種性血管内凝固症候群（DIC）**と呼ばれる，出血が止まりにくくなる特別な状態を合併していることが多く，その程度も他の白血病と比較して非常に重症です。したがって適切に治療をしないと，生命に危険の及ぶ出血（脳出血，消化管出血など）を引き起こす可能性が高いという特徴があります。しかし，寛解導入に成功し，十分な地固め療法ができた場合は，あらゆる白血病の中で，最も治癒する率が高く，簡単にいうと，「**最も治りやすい白血病**」であることが知られています。

急性前骨髄球性白血病を，他の急性骨髄性白血病と区別して，特殊なタイプの白血病の章で取り上げるのはなぜでしょう。最大の理由は，他の急性骨髄性白血病とは寛解導入の治療法が異なり，全トランス型レチノイン酸（all-trans retinoic acid：ATRA)，薬剤名トレチノイン（ベサノイド®）という特殊なビタミン剤の一種（活性型ビタミンA）や亜ヒ酸，薬剤名三酸化二ヒ素（トリセノックス®）というヒ素の一種を投与することにより，治療効果を得ているからです。

2) ATRAおよび亜ヒ酸による分化誘導療法

急性前骨髄球性白血病にかかると，前骨髄球の段階で白血球の分化・成熟がストップしてしまうために，骨髄の中では，異常な前骨髄球（白血病細胞）が無秩序に増え続けています。しかし，ATRAを内服するとPML-RARAキメラタンパク質に作用して，ストップしていた血球分化の過程が再開され，異常な前骨髄球は成熟した白血球へと変化し，最終的には骨髄から消えていきます（**図12-2**）。ATRAの内服を開始してから約1〜2か月すると，骨髄から白血病細胞が完全に消えて寛解に到達できます。現在日本で行われている寛解導入療法では，診断時や経過中の白血球数および白血病細胞数に応じて，ATRA単独で行うグループと，ATRAに化学療法（イダルビシンとシタラビン）を併用するグループに分けて（層別化して）います。

また，この病気に合併する播種性血管内凝固症候群（DIC）は，ATRAの内服を開始するとすぐに改善されます。これまで行われてきた抗がん剤単独

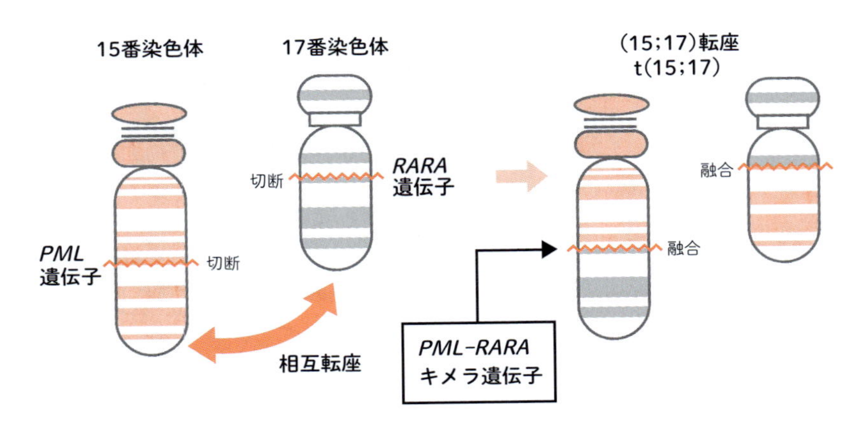

図12-1 急性前骨髄球性白血病にみられるt（15；17）転座

による化学療法では,治療開始直後にDICが悪化するため,脳出血,消化管出血などを引き起こして死に至ることが多かったのに対して,ATRAを内服するとDICの急速な改善が得られるため,生命に危険の及ぶ出血を回避することができるようになり,治療成績は向上しました。ATRAの効果は非常に高く,ほとんどの患者さんが寛解となります(70歳未満では寛解率90%以上)。

このような治療法を「**分化誘導療法**」と呼びますが,従来の抗がん剤を使用する化学療法とはまったく異なる画期的なものです。またこの治療はPML-RARAキメラタンパク質をターゲットとする分子標的治療でもあるわけです。しかし残念なことに,ATRAによる分化誘導療法は,急性前骨髄球性白血病以外の白血病にはまったく効果がありません。また,分化誘導療法は

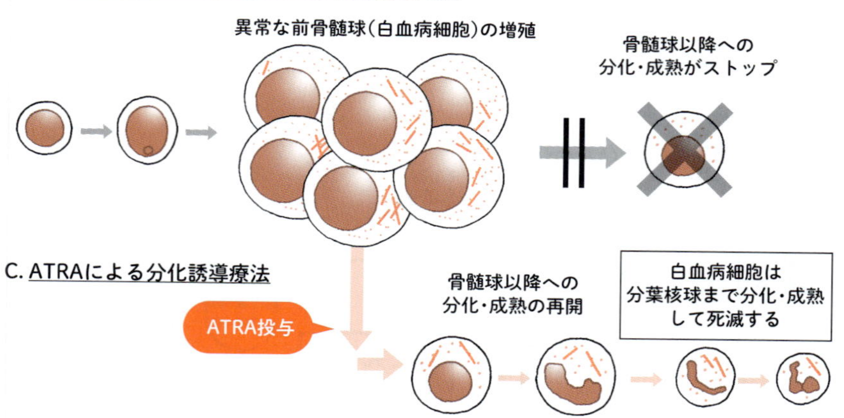

図12-2 ATRAによる分化誘導療法

寛解導入には非常に有効ですが，ATRAのみの治療では，寛解後に再発する場合が多く，寛解導入後は他の急性骨髄性白血病と同様に，通常の抗がん剤による地固め療法を3コース受ける必要があります。さらに，維持療法としてATRAまたは新たに開発されたビタミンAの誘導体であるタミバロテン（アムノレイク®）を，3か月ごとに2年間継続して内服することになっています（JALSG APL 204プロトコールによる）。

ATRAと同様に，ヒ素の一種である亜ヒ酸もPML-RARAキメラタンパク質に作用して，分化誘導が起こり寛解に導入することが可能です。亜ヒ酸は今のところ後述するように，再発した急性前骨髄球性白血病の再寛解導入の治療にしか使用できませんが，海外ではATRAと亜ヒ酸の両者を併用する寛解導入療法が行われており，良好な成績をあげています。

3）寛解導入療法中の合併症とその対策

a）出血に対する予防対策

寛解導入中のトラブルの中で，脳出血などの臓器への出血は，直ちに生命に危険が及ぶ重大なものです。播種性血管内凝固症候群（DIC）が制御されるまでは，血小板や新鮮凍結血漿の輸血を頻回に行うなどの対策より，主要臓器への出血の合併を予防します。

b）APL分化症候群

急性前骨髄球性白血病では「**APL（急性前骨髄球性白血病）分化症候群**」と呼ばれる特有の合併症が，寛解導入中の患者さんの20％前後に発生します。分化増殖した異常な前骨髄球（白血病細胞）が肺や腎などに影響を及ぼして，発熱，呼吸困難，低血圧，体重増加，肺のX線異常（浸潤影），胸水もしくは心嚢液貯留，腎不全などを引き起こします。これらの症状をまとめてAPL分化症候群と呼びます。以前は「レチノイン酸症候群」と呼んでいましたが，ATRA投与前や亜ヒ酸投与によっても発生することがあるため名称が変更されました。APL分化症候群は，重症になると人工呼吸器を装着した呼吸管理が必要となり，生命に危険が生じる可能性もある重大な合併症です。

この合併症を予防するために，治療前の白血病細胞数が多い場合や，治療の途中で白血病細胞数が急に増加する場合には，ATRAと抗がん剤を併用し，白血病細胞の増加を抑える治療法が選択されます。また，APL分化症候群が発症した場合は，副腎皮質ステロイドを強力に使用することで，症状を軽快させ，重症な状態への進行を阻止することが可能です。

c) ATRAの副作用

ATRAは抗がん剤ではなくビタミンAの誘導体であるため，薬剤そのものの副作用は軽く，生命に危険が生じる可能性は少ないものです。頭痛はATRAの服用を始めてから比較的早期にみられる症状で，ATRAの影響で脳圧が高くなることにより生じます。強い頭痛の場合は脳圧を下げる点滴が必要な場合がありますが，通常は軽い症状であり，徐々に消えていくことが多い副作用です。皮膚や唇の乾燥や，乾燥による皮膚炎は，ATRA服用を長く続けていると発生するものですが，これも多くは特に治療の必要がなく，服用を中止すれば元に戻ります。その他，脂質異常症，肝障害，胃腸障害などが発生する可能性がありますが，抗がん剤に比較して軽いものです。

4) 急性前骨髄球性白血病の治療成績と再発後の治療

前述したように，急性前骨髄球性白血病は，ATRAを用いた寛解導入に成功し，抗がん剤による十分な地固め療法ができた場合は，あらゆる白血病の中で，最も治癒する率が高い白血病です。

JALSG (Japan Adult Leukemia Study Group，成人白血病治療共同研究機構) による治療成績 (APL 97研究) をみると，完全寛解率は94%，10年の無再発生存率 (10年後に白血病が再発せずに生存している確率) は67%であり，他のタイプの急性骨髄性白血病の長期無再発生存率が35～40%程度であることを考えると，その治療成績が非常に良好であることがわかります。この治療成績は，急性骨髄性白血病第1寛解期に行われた造血幹細胞移植の治療成績と同等か，若い患者さんではそれを上回るものであるために，現在では急性前骨髄球性白血病の第1寛解期の患者さんに対して，造血幹細胞移植を行う必要はない (言い換えれば，「造血幹細胞移植を受けなくても白血病は治る」) と考えられています。

しかし，ATRAによる治療を受けた患者さんの約25%が再発しており，再発後にATRAを投与しても効果がなくなることが知られています。これは，再発した白血病細胞が，ATRAに対して抵抗力を持つためであり，このような現象を「耐性」と呼びます。先に述べたように，現在ではATRA耐性となった再発患者さんに対して，ヒ素の一種である亜ヒ酸を投与することで，80％以上の方が再び完全寛解の状態に戻ります。再寛解導入前の白血病細胞の数が多い場合や，導入中に白血病細胞の数が急増した場合には，亜ヒ酸に加えて抗がん剤の追加投与を行います。再寛解に導入した後は，亜ヒ酸単独，または亜ヒ酸と抗がん剤の組み合わせによる地固め療法を行います。さらに，地固め療法後の骨髄細胞を検査して，PML-RARAキメラタンパク質が消えている場合には自家末梢血幹細胞移植（自分自身の末梢血幹細胞を用いる移植）を，PML-RARAキメラタンパク質が残っている場合には同種造血幹細胞移植（他人の造血幹細胞を用いる移植）を行うことが推奨されています。亜ヒ酸の副作用としては，心電図異常（QT延長），不整脈，肝機能障害，発疹，末梢神経障害による手足のしびれなどがあります。再発の患者さんでは，白血病細胞が中枢神経に入りこむこと（中枢神経浸潤）が多いため，その予防として抗がん剤を脳脊髄液内に注射（髄注）することが必要となります。

亜ヒ酸を投与しても効果がない場合や，亜ヒ酸の副作用などのために投与が継続できない場合には，新規に開発されたビタミンAの誘導体であるタミバロテン（アムノレイク®）や，白血病細胞の表面にあるCD 33という分子を攻撃する分子標的治療薬（カリキアマイシン結合CD 33抗体）ゲムツズマブオゾガマイシン（マイロターグ®）による治療が選択されます。

フィラデルフィア染色体陽性急性リンパ性白血病

成人急性リンパ性白血病のうち約20～30％の患者さんが，第22番の染色体が正常より短くなったフィラデルフィア染色体と名付けられた染色体の異常を持っています。フィラデルフィア染色体については，第7章（➡65頁）でくわしく説明していますので，ここでは簡単に述べます。第9番染色体と第22番染色体の間に相互転座と呼ばれる現象が起こると，*BCR-ABL1* キメラ遺伝子と呼ばれる異常な遺伝子が形成され，この遺伝子からBCR-ABL1チロシンキナーゼと呼ばれるタンパク質がつくられるようになった結果，白血病細胞の無秩序な増殖が続くわけです。

これまで，フィラデルフィア染色体陽性急性リンパ性白血病の抗がん剤による治療成績は非常に悪く，造血幹細胞移植を受ける以外には長期生存が望めないという状況が続いていました。ところが，イマチニブをはじめとする，BCR-ABL1チロシンキナーゼを標的にしたチロシンキナーゼ阻害薬が開発されて，フィラデルフィア染色体陽性急性リンパ性白血病の治療に用いられるようになってから，その治療成績は劇的に改善しました。チロシンキナーゼ阻害薬については第8章（➡72頁）でくわしく説明しています。

急性リンパ性白血病と診断されると，直ちに *BCR-ABL1* キメラ遺伝子の有無をチェックします。その結果，フィラデルフィア染色体陽性と判明した場合には，イマチニブなどのチロシンキナーゼ阻害薬と複数の抗がん剤を併用した寛解導入療法が開始されます。チロシンキナーゼ阻害薬を併用した寛解導入により，フィラデルフィア染色体陽性急性リンパ性白血病の95%以上が完全寛解に到達することができるようになりました。寛解後は，フィラデルフィア染色体陰性の場合と同様に強力な地固め療法が数コース行われますが，その間もチロシンキナーゼ阻害薬の投与は継続されます。チロシンキナーゼ阻害薬が併用されるようになって化学療法の治療成績は著しく改善されましたが，その効果が長期間維持されるかどうかはよくわかっていません。そのため現時点では，第1寛解期での同種造血幹細胞移植の実施が推奨されています。また，造血幹細胞移植後に再発予防の目的でチロシンキナーゼ阻害薬の投与を行う試みもありますが，その効果はまだよくわかっていません。現在，第1世代のチロシンキナーゼ阻害薬であるイマチニブよりも，さらに強力な第2世代および第3世代のチロシンキナーゼ阻害薬（ダサチニブ，ポナチニブなど）を用いた治療法の研究が世界各地で進行しており，フィラデルフィア染色体陽性急性リンパ性白血病の治療成績はさらに改良される可能性が高まっています。

成人T細胞白血病・リンパ腫（ATLL）

1）成人T細胞白血病・リンパ腫とは

様々な種類の白血病のうちで，ウイルス感染が原因で発病することがはっきりしているものが**成人T細胞白血病・リンパ腫**（Adult T-cell Leukemia-lymphoma：ATLL）です（**表12-1**）。この病気は，HTLV-1〔Human T-cell Leukemia Virus type 1（ヒトT細胞白血病ウイルス1型）〕というウイルスの感染が原因となり発病する，特殊なタイプの血液がんです。HTLV-1は主に母乳により母から子に感染するウイルスであり，その感染者はわが国の南九州，沖縄地方に高い頻度で存在します。このウイルスに感染しているかどうかは，血液中のHTLV-1に対する抗体の有無を調べることで判明します。

HTLV-1抗体陽性者（HTLV-1キャリア）の大部分は，成人T細胞白血病・リンパ腫を発病することなく生涯を終えますが，40歳以上のキャリアでは，年間約1,000人に1人の割合で発病します。HTLV-1キャリアの生涯にわたる成人T細胞白血病・リンパ腫の発病率は約5%と推定されています。HTLV-1に感染するのは母乳を飲む乳児期ですが，この病気が発病するまでには通常50年以上という非常に長い時間を要するために，患者さんは50歳以上の高齢者が大部分を占めています（平均年齢66歳）。

この病気は，①**急性型**，②**リンパ腫型**，③**慢性型**，④**くすぶり型**の4つの病型に分類されています。さらに，慢性型は病勢が進行しやすいと予測される検査値（予後不良因子：血清LDH値高値，血清尿素窒素値高値，血清アルブミン値低値のいずれか1つ以上）の有無により，「予後不良因子を有する慢性型」と「予後不良因子を有さない慢性型」に細分類されます。このうちで，急性型，リンパ腫型，予後不良因子を有する慢性型の3つを病気の進行が非常に早い「アグレッシブATLL」，予後不良因子を有さない慢性型，くすぶり型の2つを病気の進行が比較的遅い「インドレントATLL」と呼んで，臨床的に区別しています。

2）成人T細胞白血病・リンパ腫の特徴

成人T細胞白血病・リンパ腫の定型的な病型である急性型の特徴を説明しましょう。血液中に細胞の核に切れ込みのある独特なかたちのATLL細胞（核が花弁のように見えるのでフラワー細胞とも呼ばれています）が多数出現しますが，骨髄中のATLL細胞は少数か，存在しないこともあります。この病気は，通常の白血病とは異なり，腫瘍の増殖する主な場所は骨髄ではなく，血液の中であると考えられています。

リンパ節，肝臓，脾臓が腫大することや，皮膚に発疹ができることも多く，その他，肺や骨など多彩な臓器に浸潤して様々な症状を起こしてくるのも大きな特徴です。また，病状が進行している場合は，血液中のカルシウム濃度が異常に高くなる高カルシウム血症を合併し，そのために意識状態が悪くなり，昏睡状態となることもあります。

この病気は，ヒトの体を細菌やウイルスなどから防御する，免疫反応に重要な役割を果たすT細胞に，HTLV-1ウイルスが感染して腫瘍となったものです。したがって，この病気にかかると，正常なT細胞の働きは著しく障害され，免疫力の低下した状態が続きます。この結果，免疫不全状態に伴ういろいろな感染症にかかる危険が高く，正常な免疫力を持った人では感染しないような，サイトメガロウイルス，真菌と呼ばれるカビの一種，ニュー

表12-1 成人T細胞白血病・リンパ腫（ATLL）の病像

- HTLV-1ウイルス感染者（HTLV-1キャリア）から発病する（40歳以上のキャリアで年間約1,000人に1人の割合で発病．生涯にわたる発病率は約5%）
- 感染者は南九州，沖縄地方に集中しており，感染経路は母乳による母子感染が主体
- 患者の年齢は50歳以上の高齢者が大部分を占める（感染後50年以上経過して発病）
- 細胞の核に切れ込みを有する特徴的な腫瘍細胞（ATLL細胞）を血液中に認める
- 下記のような多彩な臨床症状がみられる
  - 免疫不全状態が高度であり，日和見感染（ニューモシスチス肺炎など）を起こす危険が高い
  - 高カルシウム血症（血液中のカルシウム値が上昇）による症状（意識障害など）
  - 臓器腫大症状：リンパ節，肝臓，脾臓の腫大
  - 皮膚症状：皮膚の紅斑
  - その他の症状：骨，肺，中枢神経，消化管などの諸臓器に腫瘍が浸潤
- 抗がん剤に抵抗性であり，同種造血幹細胞移植以外に根治できる治療法は，今のところない

モシスチス肺炎の起因菌であるニューモシスチス・イロベチイ，糞線虫のような特殊な寄生虫などの病原体に感染し，重症な肺炎などの感染症を起こすことがあります（このように免疫力が低下した状態で，特殊な病原菌により感染症を発病することを，「日和見感染」と呼びます）。

リンパ腫型は血液中にATLL細胞の増加がなく，リンパ節腫大が主体で，リンパ系組織のがんである悪性リンパ腫と同じ病像をとるタイプです。この病気が認識された当初は，成人T細胞白血病と呼ばれていましたが，このようなリンパ腫型も多数存在することがわかった現在では，成人T細胞白血病・リンパ腫という病名で呼ばれるようになったのです。予後不良因子を有さない慢性型とくすぶり型は，ATLL細胞や皮膚病変が認められるものの，病勢の進行はゆっくりであるために，通常は治療せずに経過を観察するのみです。一方，予後不良因子を有する慢性型では，急性型などに移行することがあるために治療を要します。

3）成人T細胞白血病・リンパ腫治療の問題点

現在のところ，成人T細胞白血病・リンパ腫に対する標準的な治療法は確立しておらず，同種造血幹細胞移植を受けた患者さんを除くと，治癒による長期生存は望めません。一般の急性白血病の治療とは異なり，成人T細胞白血病・リンパ腫に対する治療は，悪性リンパ腫の化学療法に類似した，多種類の抗がん剤を併用した治療（日本のリンパ腫治療研究グループであるJCOG-LSGによるVCAP-AMP-VECP療法など）を行う場合が多いです。寛解率や生存率は通常の急性白血病，悪性リンパ腫と比較すると非常に低く，いったん寛解に導入できても，すぐに再発することが多いために，生存期間の中央値（生存期間のデータを短い順に並べた真ん中の値）は1年未満です。

a）造血幹細胞移植

このような状況でしたが，移植技術の進歩に伴い，同種造血幹細胞移植を実施した場合，25～40％の患者さんに長期生存が得られるようになりました。したがって，アグレッシブATLLと診断された場合には，直ちに多剤併用化学療法を実施し，年齢や全身状態などから造血幹細胞移植が可能な患者さんでは，ドナー（血縁，非血縁，臍帯血）の探索を並行して行います。そして，ドナーが得られた場合には，できるだけ早期に同種造血幹細胞移植を行うことが推奨されています。これまで移植の対象からはずれていた高齢患者さんも，強度減弱型前処置による移植（別名：骨髄非破壊的前処置による移植，通称：ミニ移植➡102頁，第9章参照）を選択することにより実施可能となってきました。成人T細胞白血病・リンパ腫に対する同種造血幹細胞移植の問題点は，他のタイプの白血病と同様に，感染症や移植合併症の発生による治療関連死（移植を行ったために死亡すること）が高い割合であることは言うまでもありません。

b）新規薬剤による治療

最近になって，主に再発・難治性の成人T細胞白血病・リンパ腫を対象とする新規薬剤がいくつか登場しています。2012年には抗C-Cケモカインレセプター4（CCR 4）抗体薬モガムリズマブ（ポテリジオ®）が，2017年には免疫調整薬レナリドミド（レブラミド®）が使用可能となりました。モガムリズマブはATLL細胞の表面にあるCCR 4という分子を標的とする分子標的治療薬です。再発例を対象としたモガムリズマブ単独の治療で50%以上の部分寛解以上の効果が得られており，初回治療時に多剤併用化学療法と併用することも可能となりました。この薬の問題点としては，同種造血幹細胞移植の実施前にモガムリズマブの投与を受けた患者さんでは，移植後に移植片対宿主病（GVHD）の発症が増加したり，重症化する可能性があり注意が必要なことです。レナリドミドは，これまで多発性骨髄腫および5番染色体長腕欠失を伴う骨髄異形成症候群（5q-症候群）の治療に用いられてきた免疫調整薬と呼ばれる薬剤です。再発・難治性の成人T細胞白血病・リンパ腫に対して，レナリドミド単独の投与により42%に奏効がみられたと報告されています。

モガムリズマブ，レナリドミドの両剤とも，まだ使用経験が十分でないために，成人T細胞白血病・リンパ腫の治療の中でどのような位置づけになるかは，今後の研究を待たなければなりません。

コラム

ヒ素による急性前骨髄球性白血病の治療

わが国では，ヒ素という薬剤は森永ヒ素ミルク事件や，和歌山ヒ素カレー事件などの影響から，毒性の強いこわい薬であるというイメージが一般的です。ところが，急性前骨髄球性白血病（APL）の治療では，そのヒ素がとても重要な役割を果たしているのです。

全トランス型レチノイン酸（ATRA）と化学療法の併用による初回治療後に再発したAPLに対して，ヒ素の一種である**亜ヒ酸**（三酸化二ヒ素，トリセノックス®）を点滴注射すると，80％以上の患者さんが再び完全寛解となります。再発または難治性のAPL患者にとって，亜ヒ酸はなくてはならない薬なのです。さらに，海外ではATRAと亜ヒ酸を初回治療時から併用する治療プロトコールもさかんに行われており，ATRAと亜ヒ酸の相乗効果により，従来よりもAPLの再発が少ない優れた治療法であると評価されています。

もともと，中国で漢方医が使用していた「癌霊1号」などの亜ヒ酸を含む薬剤が，急性前骨髄球性白血病に有効であるとする報告があり，その後に中国や米国の白血病研究グループが，亜ヒ酸の点滴を用いて追試したところ，確かに有効であるということが判明しました。亜ヒ酸にもATRAと同様に，分化誘導による寛解導入の効果が認められると考えられています。

亜ヒ酸の副作用としては，心電図異常・不整脈（QT延長など），肝機能障害，皮膚症状（乾燥，かゆみ，紅斑など），消化器症状（吐き気，嘔吐など）など多彩です。また，本文（➡141頁）でも述べましたが，ATRAだけでなく，亜ヒ酸投与時にもAPL分化症候群（発熱，呼吸困難，肺浸潤影，浮腫，胸水貯留など）が発生したという報告があり注意が必要です。

日本では，今のところ未治療（初発）APLの寛解導入療法，地固め療法，維持療法において，亜ヒ酸を使用することはできません（2019年8月現在保険未承認）。海外で行われている初回から亜ヒ酸を取り入れた最新のAPL治療を，わが国でも早期に実施可能とするために，適正な臨床試験を進めることが必要です。

第13章

特殊な白血病とその治療（2）：慢性リンパ性白血病，骨髄異形成症候群から移行した急性骨髄性白血病，治療関連白血病

　前章に続いて，典型的な白血病とは病像が異なる特殊なタイプの白血病とその治療について，まとめて説明します。この章では，慢性リンパ性白血病，骨髄異形成症候群から移行した急性骨髄性白血病，治療関連白血病などについてくわしく解説します。

慢性リンパ性白血病（CLL）

1）慢性リンパ性白血病とは

慢性白血病には，慢性骨髄性白血病（CML）と慢性リンパ性白血病（CLL）の2種類があります。日本は欧米に比べて，慢性リンパ性白血病の発生する頻度が非常に低く，慢性白血病の大部分は慢性骨髄性白血病であることから，慢性リンパ性白血病はまれなタイプの白血病（白血病全体の約3%）であるといえます。50歳以上の高齢者に多く，小児や若年者での発病はほとんどありません。

この病気にかかると，血液中の白血球のうち，リンパ球の数が5,000/μL以上と非常に多くなります。このリンパ球は顕微鏡で観察すると，肉眼では正常なリンパ球と見分けがつきませんが，その細胞表面の分子マーカーを調べると，B細胞の性質を持ち，加えてCD5およびCD23という分子を発現しているのが特徴です。骨髄中にも血液中と同じ性質のリンパ球が増加しています。

2）慢性リンパ性白血病の症状

慢性リンパ性白血病は極めてゆっくりと進行する病気であり，病初期には何の症状もなく，血液中のリンパ球の数が多いこと以外に異常がない場合が普通です。患者さんによっては，全身倦怠感（だるい），易疲労感（つかれやすい），微熱，体重減少などの自覚症状を訴える場合があります。病状が進行すると，脾臓，肝臓，リンパ節が腫れることがあります（脾腫，肝腫，リンパ節腫大）。さらに進行すると骨髄での造血能力が低下するため，貧血や血小板の減少が出現します。これらの臓器腫大や貧血，血小板減少の程度により，病状が進行しているかどうかを判定する病期分類が決められています（改訂Rai分類，Binet分類）。

3）慢性リンパ性白血病の治療

無症状で，脾腫，肝腫，リンパ節腫大がなく，貧血，血小板減少もない患者さんは，治療する必要はなく，血液検査などを定期的に行い経過を追っていきます。抗がん剤による治療の対象となるのは，倦怠感や発熱などの全身症状が強い場合，脾腫，肝腫，リンパ節腫大により圧迫症状や痛みが出てきた場合，貧血や血小板減少の症状が強い場合などです（**表 13-1**）。

前述したように，この病気の患者さんは高齢者のみであり，各自の全身状態に大きな個人差があるため，画一的な標準治療を定めて，すべての患者さんにそれを施すことはできません。そこで，治療方針を決定するうえで総合的高齢者機能評価（comprehensive geriatric assessment：CGA）などの指標を用いて評価した患者さんの身体的な健康状態（physical fitness）が重要視されるようになりました。

実際にはフィットネス評価の結果により，①標準治療が実施可能な「fit」群，②標準治療が実施困難であるため，治療の強さを弱めた治療が適当な「unfit」群，③全身状態が悪いために，症状緩和的な支持療法のみを行うのが適当な「frail」群という，3つの階層に分けて治療方針を決めることが推奨されています。さらに17番染色体短腕（17 p）の欠失（あるいはがん抑制遺伝子である *TP 53* の異常）が認められる場合には，治療の効き目が悪いことが予測されるため，17 p欠失の有無によっても，患者さんを層別化して治療方針を変える場合があります。

表 13-1　慢性リンパ性白血病の治療開始基準（IWCLL[*1] による）

以下の項目のいずれかに該当すれば，活動性病変として治療を考慮する

1) 進行性の骨髄機能低下により貧血や血小板減少の進行悪化
2) 左肋骨弓下 6 cm 以上の脾腫，進行性または症候性の脾腫
3) 長径 10 cm 以上のリンパ節塊，進行性または症候性のリンパ節腫脹
4) 2 か月以内に 50％を超える進行性リンパ球増加，6 か月以下のリンパ球倍増時間
5) 副腎皮質ステロイドや他の標準治療に反応の悪い自己免疫性貧血や血小板減少
6) 慢性リンパ性白血病に起因する以下のいずれかの症状がある時
   ①減量によらない過去 6 か月以内の 10％以上の体重減少
   ②労働や日常生活が困難である倦怠感（ECOG PS 2 以上[*2]）
   ③感染症の所見なしに 2 週間以上続く 38°C以上の発熱
   ④感染症徴候のない寝汗

＊1 IWCLL：慢性リンパ性白血病に関する国際ワークショップ
＊2 ECOG PS 2：ECOG（米国の腫瘍学の団体の 1 つ）が決めた Performance Status（日常生活の制限の程度）．PS 2 とは「歩行可能で自分の身の回りのことはすべて可能だが作業はできない．日中の 50％以上はベッド外で過ごす」というレベルを表している

合併症がなく全身状態が良好な「fit」群の患者さんに対する標準治療としては，フルダラビンとシクロホスファミドという2種類の抗がん剤に，B細胞の表面にあるCD 20という分子を攻撃する分子標的薬（モノクローナル抗体）であるリツキシマブ（リツキサン®）を組み合わせたFCR療法が行われています。

強力な治療ができない「unfit」群に対する標準治療は確立されていませんが,「fit」群に使用される薬剤の投与量を減量した治療や，別の抗がん剤であるベンダムスチン（トレアキシン®）単独投与などが試みられています。

最近になって，再発難治性の慢性リンパ性白血病に対する新規治療薬として，リツキシマブとは異なる部位を認識するCD 20に対するモノクローナル抗体薬であるオファツムマブ（アーゼラ®），CD 52分子を標的とするモノクローナル抗体薬であるアレムツズマブ（マブキャンパス®），B細胞の成熟と生存の制御に関与するブルトン型チロシンキナーゼの阻害薬であるイブルチニブ（イムブルビカ®）が相次いで承認されて使用できるようになりました。このうち，アレムツズマブとイブルチニブは，従来の治療が効きにくいとされている17p欠失の染色体異常を持つケースに対しても有効性が認められています。

骨髄異形成症候群から移行した急性骨髄性白血病

1）骨髄異形成症候群（MDS）とは

通常の急性骨髄性白血病（AML）は，骨髄異形成症候群とは無関係に，最初から急性骨髄性白血病として発症するタイプです〔このタイプを血液内科医はデノボー（*de novo*）AMLと呼んでいます〕。一方，骨髄異形成症候群と診断されて数か月から数年後に，急性骨髄性白血病へと移行・進展するタイプがあり，通常のAMLとは区別して扱います。

骨髄異形成症候群（myelodysplastic syndrome：MDS）とは，骨髄での血球産生は正常から過剰であるにもかかわらず，血液中の血球数は減少しており，貧血，白血球減少，血小板減少のいずれかが認められる病気です。骨髄中の血液細胞をよく観察すると，正常の細胞とは異なるかたちのもの（「異形成性」のある細胞）があり，少数の白血病細胞（芽球）が存在する場合もあります（WHO 分類では末梢血および骨髄中の芽球比率が20％未満と定義されています）。

この病気をやさしく説明してみましょう（**図 13-1**）。血液の工場（骨髄）では製品をがんばって生産しているのですが，不良品（異形成性のある血液細胞）が多く，不良品は工場（骨髄）からお店（血液中）へ出荷されずに，工場の中で廃棄処分されてしまうために，お店（血液中）の商品（血球）は減少してしまうわけです。せっかく生産した製品が，不良品であるために出荷されずに，工場内で廃棄処分されることを，「無効造血」と呼び，骨髄異形成症候群で貧血や血小板減少などの血球減少が起こる原因は，この無効造血によると考えられています。

このような造血の異常がなぜ発生するのかはまだ十分解明されていません。この病気では骨髄細胞を調べると，様々な染色体異常や遺伝子変異が見つかることが多く，すべての血液細胞のもとになる造血幹細胞のレベルで腫瘍化が起こって，白血病発症の準備段階である「**前白血病状態**」となっていることが知られています。急性白血病と同様に骨髄異形成症候群が発病する原因は解明されていません。

2) 骨髄異形成症候群にはどんなタイプがあるか

骨髄異形成症候群（MDS）には様々なタイプ（病型）があり，この病気の本質である造血細胞の異形成（形態異常），無効造血による血球減少，前白血病状態という3つの観点を取り入れた分類が提唱されてきました。

これまでは，急性白血病と同じようにFAB 分類が広く用いられており，①不応性貧血（refractory anemia：RA），②環状鉄芽球を伴う不応性貧血（refractory anemia with ringed sideroblasts：RARS），③芽球増加を伴う不応性貧血（refractory anemia with excess of blasts：RAEB），④移行期にある芽球増加を伴う不応性貧血（refractory anemia with excess of blasts in transformation：RAEB-t），⑤慢性骨髄単球性白血病（chronic myelomonocytic leukemia：CMML）の5つのタイプに分けられていました。

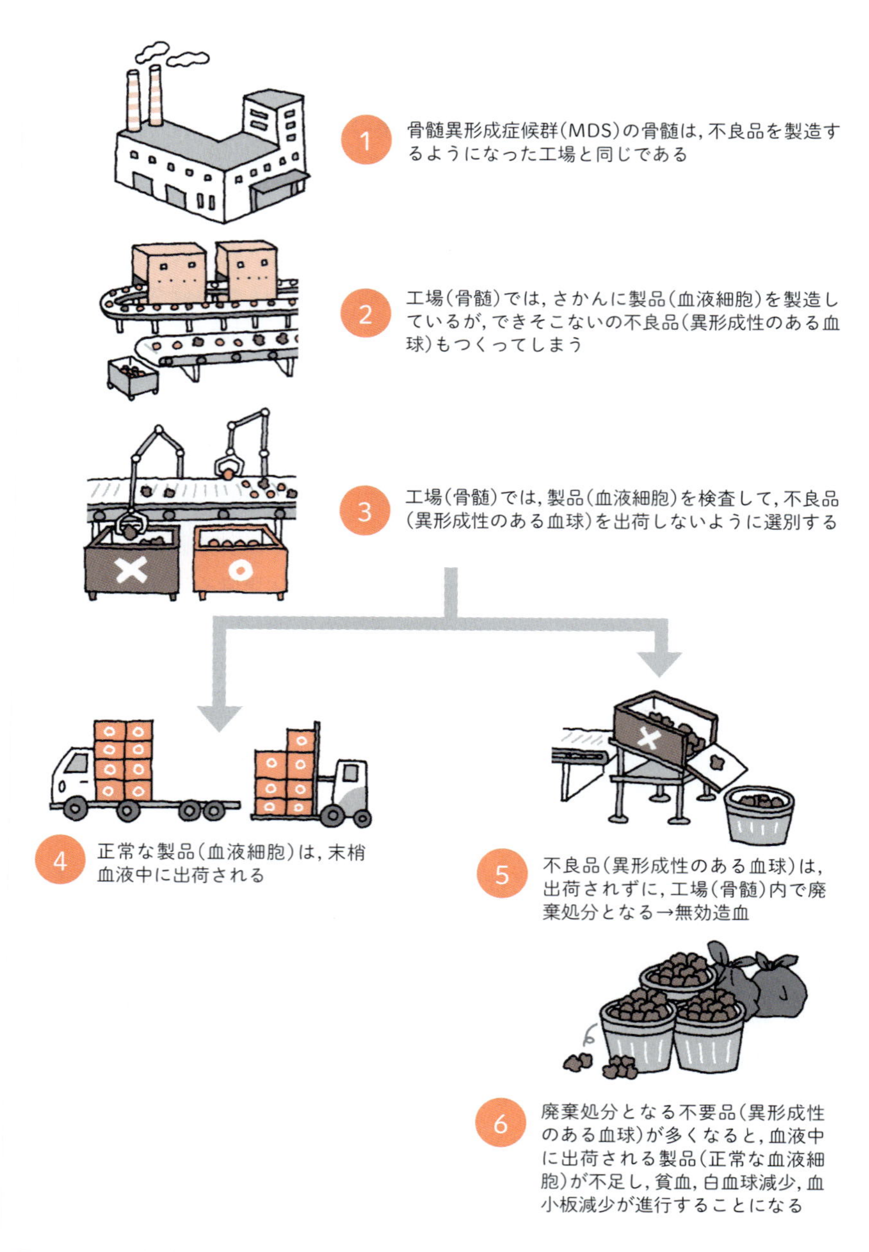

図 13-1 骨髄異形成症候群(MDS)における無効造血

しかし，その後の血液学の進歩を取り入れたWHO分類では，上記の5病型の中で，移行期にある芽球増加を伴う不応性貧血（RAEB-t）は急性骨髄性白血病（AML）と診断することに変わり，慢性骨髄単球性白血病（CMML）は新たなカテゴリーである「骨髄異形成/骨髄増殖性腫瘍（MDS/MPN）」という項目へ移動することになりました。その結果，現在の最新版であるWHO分類2017年版では，**表13-2**に示したような病型分類となっています。

このうち，単一系統に異形成を有するMDS（MDS-SLD），多系統に異形成を有するMDS（MDS-MLD），環状鉄芽球を伴うMDS（MDS-RS-SLDおよびMDS-RS-MLD）は，従来のFAB分類のRAとRARSに相当し，骨髄中の白血病細胞（芽球）が5%以下であり，貧血などの血球減少が主体のタイプです。一方，芽球増加を伴うMDS（MDS-EB）は，FAB分類のRAEBであり，骨髄中の芽球が5～19%の割合で存在するため，急性骨髄性白血病に移行するリスクが高いタイプと考えられています。骨髄中の芽球の割合が20%以上に増加すると，骨髄異形成症候群（MDS）から急性骨髄性白血病（AML）に移行・進展したと診断されます。この病気では，生涯にわたり最初に診断された病型のままで，白血病に移行しない患者さんも存在しますが，時間の経過とともに，骨髄中の白血病細胞が増加している，「芽球増加を伴うMDS（MDS-EB）」という病型に変化して，最終的に急性骨髄性白血病（AML）となる患者さんもあるわけです。

3）骨髄異形成症候群に対する治療方針と白血病化後の問題点

現在では，骨髄異形成症候群（MDS）と診断されると，治療の方針を決定するために，その予後（治りやすさ）を予測する作業を行います。その作業に用いられるのが，**表13-3**に示した国際予後スコアリングシステム（IPSS），あるいは，その改訂版であるIPSS-Rです。IPSSを使うと，骨髄の芽球比率，骨髄細胞の染色体所見（核型），血球減少の系統数を点数化して，低リスク群，中間リスク群1，中間リスク群2，高リスク群の4群に分けることができます。この結果，低リスク群または中間リスク群1と判定された場合は「低リスクMDS」に，中間リスク群2または高リスク群と判定された場合は「高リスクMDS」に相当すると考えて，両群を区別して治療を行うの

表 13-2 骨髄異形成症候群の病型分類（WHO 分類 2017 年版による）

WHO 分類 2017 年版における病型		末梢血所見	骨髄所見	FAB 分類における病型
単一系統に異形成を有する MDS（MDS-SLD）		1～2 系統の血球減少．芽球なし，または 1%未満	1 系統のみで 10%以上の細胞に異形成．芽球 5%未満	不応性貧血（RA）
環状鉄芽球を伴う MDS（MDS-RS）	単一系統に異形成あり（MDS-RS-SLD）	貧血．芽球なし	赤芽球系の異形成のみ．環状鉄芽球は全赤芽球の 15%以上*1．芽球 5%未満	環状鉄芽球を伴う不応性貧血（RARS）
	多系統に異形成あり（MDS-RS-MLD）	1～3 系統の血球減少．芽球なし，または 1%未満	2 系統以上で 10%以上の細胞に異形成．環状鉄芽球は全赤芽球の 15%以上*1．芽球 5%未満	
多系統に異形成を有する MDS（MDS-MLD）		1～3 系統の血球減少．芽球なし，または 1%未満	2 系統以上で 10%以上の細胞に異形成．芽球 5%未満	不応性貧血（RA）
芽球増加を伴う MDS（MDS-EB）	芽球増加を伴う MDS 1（MDS-EB-1）	血球減少 芽球 5%未満 アウエル小体なし	1～3 系統で異形成 芽球 5～9% アウエル小体なし	芽球増加を伴う不応性貧血（RAEB）
	芽球増加を伴う MDS 2（MDS-EB-2）	血球減少 芽球 5～19%*2	1～3 系統で異形成 芽球 10～19%*2	
5 番染色体長腕欠失の単独異常を伴う MDS〔MDS-del（5 q），5 q－症候群〕		貧血．血小板数は正常または増加．芽球増加なし	骨髄細胞の染色体検査で 5 番染色体長腕欠失あり	
分類不能型 MDS（MDS，U）		血球減少 芽球 1%以下または 1%台	異形成は有意でないが MDS を示唆する細胞遺伝学的異常あり	

＊1：*SF3B1* 遺伝子異常が検出された場合は環状鉄芽球は全赤芽球の 5%以上あればよい
＊2：アウエル小体が見られる場合は芽球の過多にかかわらず MDS-EB-2 とする

が一般的です。簡単にいえば，高リスク MDS の患者さんは，診断後早期に急性骨髄性白血病へと移行するリスクが高く，治りにくいタイプであると予測できます。

新規に開発された薬剤であるアザシチジン（ビダーザ®）を，高リスク MDS の患者さんに投与すると，急性骨髄性白血病へ進展するリスクを低くすることができるだけでなく，生存期間が延長することも報告されています。アザシチジンは第 3 章（➡ 26 頁）で説明したエピジェネティクス（遺伝情報である DNA の配列を変えることなく，遺伝子の発現パターンをコントロールする仕組み）に関連する DNA のメチル化異常を解除することで効果を発揮する薬剤で，従来の抗がん剤とは異なる作用を持っています。しかし，アザシチジンの奏効期間は短く，当初から効果の得られない不応の場合もあるために，根治に到達できる治療ではないのが現状です。

骨髄異形成症候群（MDS）から急性骨髄性白血病（AML）への進展を阻止して，治癒を勝ち取ることができる唯一の治療法は，造血幹細胞移植しかありません。したがって，高リスク MDS と診断された場合には，55 歳以下であれば骨髄破壊的前処置を，それ以上の年齢であれば強度減弱型前処置を用いた同種造血幹細胞移植の実施を目指します。移植前に白血病細胞（芽球）を減らす目的で，従来の抗がん剤治療（化学療法）やアザシチジンの投与を

表 13-3　骨髄異形成症候群の国際予後スコアリングシステム（IPSS）

予後因子の配点	0	0.5	1	1.5	2
骨髄での芽球	5%未満	5～10%	–	11～20%	21～30%
核型	良好	中間	不良		
血球減少	0/1 系統	2/3 系統			

判定	Low	Int-1	Int-2	High
合計点数	0	0.5～1.0	1.5～2.0	2.5 以上

核型
良好：正常，20q－，－Y，5q－
中間：その他
不良：複雑（3 個以上），7 番染色体異常

血球減少
好中球減少　1,800/μL 未満
貧血　ヘモグロビン 10 g/dL 未満
血小板減少　10 万 /μL 未満

先行させる場合もあります。骨髄異形成症候群を発症される患者さんは高齢者が大部分であるため，造血幹細胞移植ができるかどうかの判断は，前述した予後予測スコアや病気の進行状況だけでなく，併存する身体的な合併症の有無や日常生活の制限の程度を表すPS（Performance Status）などを考慮して慎重に行います。

骨髄異形成症候群（MDS）が急性骨髄性白血病（AML）へと移行（MDS-AML）してしまうと，診断時から急性骨髄性白血病である定型のタイプ（デノボーAML）とはどう違うのでしょうか。最もきわだった違いは，その治療成績です。デノボーAMLで強力な抗がん剤を組み合わせた化学療法を受けた患者さんの治療成績をみると，寛解率は約80%，3年無再発生存率は約40%というのがわが国を含めた現在の世界的なレベルといえます。ところが，MDS-AMLはデノボーAMLと比較すると治療成績はかなり劣っており，強力な化学療法を行っても，寛解率は60%以下，3年の無再発生存率は20%以下です。MDS-AMLの治療成績が悪い理由としては，高齢の患者さんが大部分であるために強力な化学療法ができず，治療後も肺炎などの重大な副作用が多くなること，抗がん剤抵抗性が予想される染色体異常が高頻度に認められることなどがあります。

現在，MDS-AMLに対する治療としては，①多種類の抗がん剤を併用した強力化学療法，②シタラビン（Ara-C）少量療法，③輸血などの支持療法などが行われていますが，どの方法も前述したように不満足な結果であり，標準的な治療法は確立されていません。

骨髄異形成症候群（MDS）の中で5番染色体長腕（5q）欠失があるものを，5q－症候群（「ご・きゅう・まいなす・しょうこうぐん」と発音）といいます。このタイプは，①中高年の女性に好発，②貧血の程度は強い，③白血球数は正常もしくは軽度減少，④血小板数は1/3以上の症例で増加しており，血小板減少はまれ，⑤末梢血の芽球は1%未満で，骨髄中の芽球は5%未満，⑥骨髄染色体異常は5番染色体長腕欠損のみ，⑦急性骨髄性白血病への移行はまれ（10%以下），⑧長期的な生命予後はよい，といった臨床上の特徴を持っています。最近になって，5q－症候群に対する治療薬として，サリドマイドの誘導体であるレナリドミド（レブラミド®）の有効性が明らかになりました。レナリドミド投与により5q－症候群患者の約7割で貧血の改善が認められ，4割の症例で染色体異常が消失して細胞遺伝学的寛解となると報告されています。

治療関連白血病

他のがんの治療として，抗がん剤や放射線照射などによる治療を受けた患者さんの中から発病した白血病を**治療関連白血病**（別名：二次性白血病）と呼びます。現在のWHO分類では「治療関連骨髄性腫瘍（therapy-related myeloid neoplasms, t-MN）」というカテゴリーに属しており，そこには治療関連急性骨髄性白血病（t-AML），治療関連骨髄異形成症候群（t-MDS），治療関連骨髄異形成/骨髄増殖性腫瘍（t-MDS/MPN）が含まれています。これらの血液腫瘍が発生する原因としては，細胞を傷つける作用（細胞毒性）を持つ抗がん剤などによって，造血細胞の遺伝子に変異が起こった結果，発症すると考えられています。白血病発症の原因となる治療を行った元々の腫瘍（一次腫瘍）としては，悪性リンパ腫（ホジキンリンパ腫，非ホジキンリンパ腫），乳がん，卵巣がん，多発性骨髄腫などが多いと報告されています。治療関連白血病を引き起こす治療には主に4つのタイプが知られています（**表13-4**）。

アルキル化剤というグループの抗がん剤（シクロホスファミドなど）の投与後に発病するタイプは，抗がん剤投与から長期間（4～7年以上）経過して発病し，しばしば骨髄異形成症候群（MDS）と診断できるような，血液細胞の数の減少や形態の異常（異形成）が先行した後に，急性骨髄性白血病

表13-4　治療関連白血病の原因となる治療

1) アルキル化剤（シクロホスファミド，メルファラン，ブスルファン，ダカルバジンなど）
2) トポイソメラーゼⅡ阻害剤（エトポシドなど）
3) 放射線照射（活動性の骨髄を含む広範な照射）
4) その他（代謝拮抗剤，ビンカアルカロイドなど）

（AML）に進展します。5番や7番の染色体の欠失や部分欠失が認められることが多く，抗がん剤による治療に抵抗性であり，白血病の治癒は困難です。

一方，トポイソメラーゼⅡ阻害剤というグループの抗がん剤（エトポシドなど）の投与後に発病するタイプは，抗がん剤投与から比較的短期間（2〜3年）のうちに，骨髄異形成症候群（MDS）のような病態はとらずに，急性骨髄性白血病（AML）として発病します。染色体異常としては11番染色体の特定部分（11q23）を含む相互転座型が認められることが特徴的です。11q23型転座を有する成人の治療関連白血病の多くは，抗がん剤による治療に対して抵抗性である場合が多いと考えられています。

以上のように，治療関連白血病は通常の抗がん剤による治療が効きにくいため，比較的若年の患者さんでドナーが確保できれば同種造血幹細胞移植が推奨されています。今後は，有効な治療法の開発が待たれるとともに，遺伝子異常を見つけ出す検査法の進歩に伴い，発症リスクの高い人を事前に洗い出して，予防的な措置を講じる対策が可能となることが期待されています。

コラム

高齢者白血病の問題点

急性骨髄性白血病（AML）は高齢者に多い病気です。米国のがん登録調査によると AML の発症年齢中央値は 67 歳であり，年間発生率は 40 歳代では人口 10 万人当たり 1 人であるのに対して，75 歳以上では 10 万人当たり 15 人と，加齢とともに上昇します。治療開始時の患者さんの年齢が 60〜65 歳以上であると，「高齢者白血病」として，それよりも若い年齢の患者さんの白血病と区別します。

高齢者の白血病には，若・壮年者と比較すると，治療をすすめていくうえで様々な問題があります。その問題は，①発症した白血病自体の生物学的な特徴（疾病側因子）と，②治療を受ける高齢患者さんの臓器機能や身体機能の実力（患者側因子）に大別できます。高齢者 AML における疾病側因子としては，5 番，7 番，17 番染色体異常や複雑核型といった染色体異常の頻度が高い，*FLT3* 遺伝子変異の頻度が高い，骨髄異形成症候群（MDS）から移行した AML や，治療関連白血病（二次性白血病）の発生頻度が高いことがあげられます。これらの因子は，すべて AML の化学療法における予後不良因子（白血病が完治しにくいと予測される条件：詳細は➡ 186 頁参照）として知られているものです。一方，患者側因子としては，併存する臓器合併症，身体機能，認知機能，栄養状態などの影響により，標準治療を実施することが難しい脆弱な患者さんが多いことが問題です。つまり，抗がん剤などによる治療を弱めれば白血病に勝てないのですが，強すぎる治療では副作用のために重大な被害をこうむることになる，というのが高齢者白血病治療のジレンマなのです。

実際には，第 13 章の慢性リンパ性白血病のところ（➡ 152 頁）で述べたように，高齢者機能評価法の各種ツールを用いて，患者さんの身体的な健康状態の評価を行います。その結果，①標準治療が実施可能な群，②標準治療が実施困難であるため，治療の強さを弱めた治療が適当な群，③全身状態が悪いために，症状緩和的な支持療法のみを行うのが適当な群という，3 つの階層に分けて治療方針を決めることになります。

現在では，これまで造血幹細胞移植の対象から除外されていた高齢患者さんでも，ミニ移植（骨髄非破壊的移植）という方法であれば，比較的安全に移植が可能な時代になっています。また，白血病の遺伝子変異を標的にした新規薬剤（分子標的治療薬）も開発されています。今後は，これらの進歩も取り入れて，高齢者の白血病の治療成績を向上させるための新たな戦略を考えていかねばなりません。

第14章

白血病が再発したら

強力な化学療法や造血幹細胞移植を行っても，体内の白血病細胞を完全に撲滅できない場合は，白血病の再発が起こります。この章では，再発が起こる理由や再発時の治療方法などについて説明します。

再発はなぜ起こるのか

第4章・第5章でくわしく説明したように，抗がん剤による化学療法により，骨髄中の白血病細胞が消えて，正常な血液細胞の造血能力が回復しても，白血病の場合はその状態を「治癒（ちゆ）（白血病細胞が完全に消滅して，病気が治った状態）」とは言わず，「完全寛解（見かけ上，白血病細胞が消えた状態）」と呼びます。

なぜなら，完全寛解と判定した時点では，まだ体内に10^9個以下の白血病細胞が残っています。その後に行われる地固め療法，維持療法，あるいは造血幹細胞移植により，この眼に見えない敵である「微小残存白血病」を，限りなくゼロに近いところまで減らさなければ，「治癒」という状態を勝ち取ることはできません。

もし，治療中あるいは治療終了後に，微小残存白血病が肉眼（顕微鏡）で検出可能な10^9個以上まで再び増加してくれば，「再発」と診断されます（**図14-1**）。急性白血病の場合，ほとんどの再発は完全寛解判定後3年以内に発生しますが，治療経過中～治療終了後の微小残存白血病の量の多い患者さんほど早期に再発することになります。

骨髄や血液中にある白血病細胞の一部に，抗がん剤の効き目が悪い細胞が存在すると，抗がん剤による強力な治療をくり返しても，白血病細胞は完全に消滅せずに，微小残存白血病として体内に残ってしまいます。再発時に増殖してくる白血病細胞は，複数の抗がん剤によるたび重なる集中攻撃に耐えて，しぶとく体内で生き残った残党が，時を経て再び勢力を増してきたものだと考えられます。したがって再発時の白血病細胞は，最初に白血病と診断された時の細胞と比較すると，抗がん剤の効き目が悪い細胞の比率が多くなっていることが予想されます。

抗がん剤の効き目が悪い細胞のことを，「薬剤耐性白血病細胞」と呼びますが，白血病再発は治療後に体内に残存していた，薬剤耐性白血病細胞が，肉眼で検出できるレベルまで増殖してきた状態であると言ってよいでしょう。白血病細胞に対する抗がん剤の効果が弱まる，あるいは効果がまったくなくなる「薬剤耐性」という現象は，白血病の治癒を阻む大きな問題であり，再発後の治療は薬剤耐性をいかにして克服するかが重要なポイントとなります。

再発を監視する方法

完全寛解となった患者さんは，化学療法中はもちろんのこと，化学療法のスケジュールが終了となった後でも，定期的に主治医による診察と血液検査を受ける必要があります。血液検査で原因不明の血球減少や白血病細胞（芽球）の出現などの異常が認められた場合は，直ちに骨髄穿刺を行い，骨髄に再発の所見があるかどうかを確かめることになります。

最近になって，染色体や遺伝子を検査する方法が進歩したことで，単に骨髄を顕微鏡により肉眼で観察し，白血病細胞（芽球）の有無を調べる従来の方法と比較して，より高い感度で残存白血病細胞を検出することが可能となりました。しかし，これらの方法は，染色体や遺伝子の検査で検出できる，

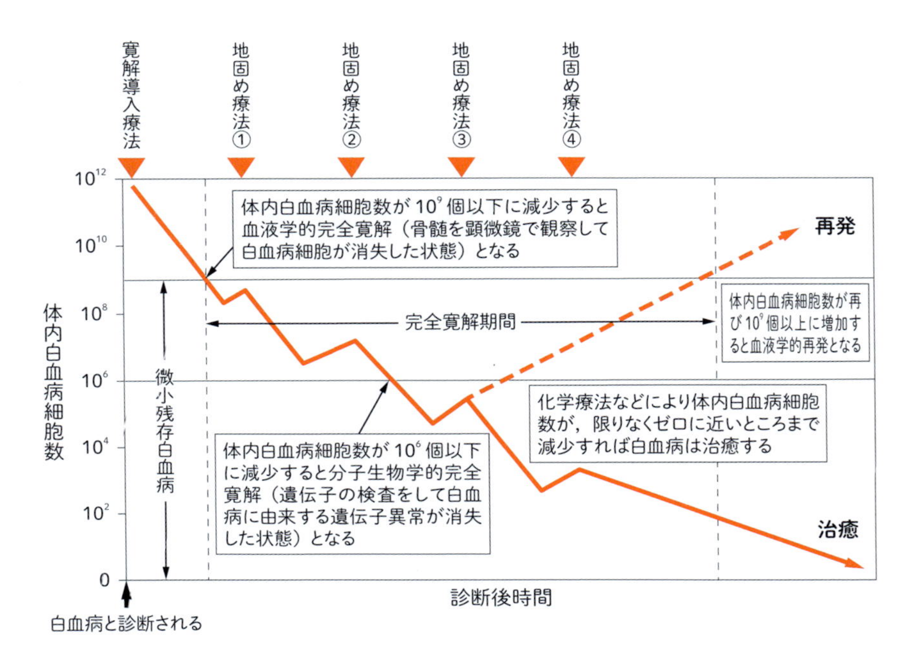

図 14-1　体内白血病細胞数と治療効果

ある特定の異常が存在する白血病細胞でなければ検査することができません。染色体や遺伝子の異常がみつからない白血病細胞では，いまだに肉眼による形態診断のみに頼っています。正常な血液細胞と，白血病細胞を見わけるための「しるし」として重要な，染色体や遺伝子の異常を**表 14-1** に示しました。慢性骨髄性白血病（CML）やフィラデルフィア染色体陽性急性リンパ性白血病（Ph 陽性 ALL）にみられる t（9；21）転座による *BCR-ABL1* キメラ遺伝子の形成や，急性前骨髄球性白血病にみられる t（15；17）転座による *PML-RARA* キメラ遺伝子の形成のように，その病型に特徴的な染色体の相互転座と，転座により形成されたキメラ遺伝子の存在が，正常な血液細胞と，白血病細胞を見わけるための「しるし」として役に立つわけです。

白血病が完全寛解となっても，診断時に認められた，白血病に由来する染色体や遺伝子の異常が消えなければ，体内に白血病細胞が残存している証拠となります。さらに，地固め療法などを継続することで，ある時点から染色体や遺伝子の異常が消えれば，染色体および遺伝子のレベルでも白血病細胞が消失したことになります。

最も鋭敏な感度を持つ，PCR 法という遺伝子を検出する方法で検査しても，白血病に由来する遺伝子異常が検出されなくなった状態を「**分子遺伝学的完全寛解**」と呼び，肉眼で見て骨髄から白血病細胞が消失した「**血液学的完全寛解**」と区別しています。この分子遺伝学的完全寛解に到達した時点で，体内の残存白血病細胞は 10^6 個以下に減少していると考えられています（**図 14-1**）。技術の進歩によって，微小残存白血病細胞の検出感度は上がって

表 14-1　微小残存白血病の検出に利用できる主な染色体 / 遺伝子の異常

主な病型	染色体異常	キメラ遺伝子
CML，ALL，AML の一部	t（9；22）	*BCR-ABL1*
AML　FAB 分類 M 2	t（8；21）	*RUNX1-RUNX1T1*
AML　FAB 分類 M 3	t（15；17）	*PML-RARA*
AML　FAB 分類 M 4$_{EO}$	inv 16	*CBFB-MYH11*
ALL の一部	t（12；21）	*ETV6-RUNX1*
ALL の一部	t（1；19）	*TCF3-PBX1*
AML，ALL の一部	t（9；11）	*MLLT3-KMT2A*

おり，最新の次世代シークエンサーという機器を用いた測定方法では，細胞100万個に1個だけ含まれる腫瘍を検出することができるようになっています（10^{-6} レベル）。従来の方法では1万個に1個（10^{-4} レベル），条件が揃っても10万個に1個（10^{-5} レベル）の検出が限界でしたが，この新しい方法は10～100倍高感度であるといえます。

分子遺伝学的完全寛解に到達した後も，定期的に染色体や遺伝子の検査を行えば，再発の早期発見が可能です。つまり，血液学的には骨髄に白血病細胞がなく，完全寛解を維持していても，一度消失した染色体や遺伝子の異常が再び検出されるようになれば，体内の白血病細胞細胞数が 10^{6} 個以上に増加してきている証拠となります。このように，患者さんの白血病細胞に，正常血液細胞と区別できる固有の「しるし」が存在する場合には，肉眼よりもより精密なレベルで，白血病細胞再発の監視をすることができる時代になりました。

再発時の病状

白血病再発は完全寛解到達後1～2年以内に発生することが最も多いため，その時期はだいたい1～2か月ごとの外来受診とし，血液検査を定期的に行います。再発による自覚症状が発生する以前に，先行する血球減少などの異常が発見され，体調に変化のない無症状の状態で再発と診断される場合が大部分です。しかし，時には短期間のうちに急激な白血病細胞（芽球）の増加がみられる再発もあり，その場合は，貧血症状（動悸，息切れ，めまい，立ちくらみなど），原因不明の高熱，全身の骨の痛み，出血症状（皮膚の出血斑，鼻出血，月経過多など）などの自覚症状が認められます。もし，これらの症状が出現した場合は，外来予約日まで放置せずに，ただちに主治医に連絡して指示を仰ぐ必要があります。

骨髄や血液中には白血病細胞は存在せず，完全寛解を維持しているのに，他の臓器に白血病細胞が出現した場合を「髄外再発」と呼びます。髄外再発で最も多いのは，中枢神経（脳や脊髄）に白血病細胞が出現して再発と診断される場合であり，急性リンパ性白血病（ALL）に発生する頻度が高く，強い頭痛，吐き気，めまい，体のふらつき，物が二重に見えるなどの神経症状により発見されます。通常の抗がん剤は点滴などにより静脈血に注射されますが，脳には有害な薬剤が入ってこないように見張っている関所のような仕組み（血液脳関門）があるために，点滴した抗がん剤は脳や脊髄には十分に行きわたりません〔➡48頁，第5章「抗がん剤の髄腔内投与（髄注）」参照〕。このため，抗がん剤による攻撃をまぬがれて脳や脊髄にひそんでいた白血病細胞が増殖し，中枢神経の髄外再発が起こります。強い頭痛が続く場合も，必ず主治医に連絡するようにしてください。

再発時の化学療法の選択

前述したように，再発時に体内で増殖している白血病細胞は，抗がん剤の効き目が悪くなった「薬剤耐性白血病細胞」の割合が多くなっていることが予想されます。したがって再発時の化学療法では，この薬剤耐性（抗がん剤の効き目が悪くなる現象）をいかにして克服し，再度完全寛解に導入するかが治療のポイントとなります。

薬剤耐性を考慮した治療法の選択としては，①前回の治療において使用していない（あるいは使用量の少ない）抗がん剤を使用する，②抗がん剤の投与量を増加した「大量療法」を行う，③新規薬剤による試験的な治療法を試みるなどが考えられます。

細菌感染に対して抗菌薬を投与する場合は，体内から検出された細菌を検査室で培養し，どの抗菌薬が有効であるかを判定できるので，理論的な根拠に基づく薬剤の選択が可能です。しかし抗がん剤の場合は，患者さんの白血病細胞を体外で培養し，各種の抗がん剤の効き目をテストすることは，技術的に非常にむずかしく，時間もかかるので，現実には行われていません。したがって，再発した白血病細胞がどの抗がん剤に対して効かなくなっている（耐性となっている）か不明なままで，治療の計画を立てることになります。また，再発後の患者さんに，前回までの治療でたびたび使用してきた抗がん剤を投与しても有効な場合も多く，試験管の中で測定される薬剤耐性の程度と，実際の治療効果が一致しないことがあります。これらの事情により，再発後の化学療法における薬剤の選択は，理論的な根拠に基づくものではなく，患者さんの治療歴，年齢，全身の状態などをふまえて，各々の治療施設の中で検討して決めているのが現状であると思います。

再発時に行う救援療法の実際

薬剤耐性を考慮すると，前回の治療において使用していない抗がん剤を使用するのが適当です。しかし，現在の急性白血病に対する初回の治療プロトコールは，急性白血病に有効な多種類の抗がん剤を組み合わせて投与する，「多剤併用療法」が主流です。このため白血病に有効な抗がん剤は初回治療ですべて使用済みである場合がほとんどであり，再発した時点で，白血病に有効な未使用の抗がん剤が残っている患者さんはまれであると考えられます。それでも，これまでの治療経過において比較的使用量の少ない抗がん剤を選択したり，寛解から再発までの期間が短かかったりする場合は，再発直前に行った化学療法に類似した薬剤の組み合わせは無効であることが予想されるため避けるといった工夫が必要です。反対に，寛解から長期間（3～5年）経過してからの晩期再発の場合は，初回治療とまったく同様の標準的な寛解導入療法を再度施行しても，有効である場合が多いと言われています。

再発時や寛解導入が困難な場合に実施する化学療法は，これまで説明した寛解導入療法，地固め療法とは区別する意味で，「**救援療法**」と呼ばれています。

1）急性骨髄性白血病（AML）再発時の救援療法

表14-2に再発した急性骨髄性白血病に対して，わが国で行われている主な救援療法の薬の組み合わせ（レジメン）を示しました。若年者で臓器障害がない場合には，シタラビンは中等量（初回の寛解導入療法と同じ量）から大量投与を行いますが，高齢者や臓器障害があり強力な治療には耐えられない場合には，シタラビンの少量投与を中心とした治療となります。

MEC療法の特徴は，初回治療における標準的な寛解導入化学療法であるダウノルビシンとシタラビン，またはイダルビシンとシタラビンには含まれていないミトキサントロンとエトポシドの2薬剤を含む強力な治療法であることです。

シタラビン（キロサイド®，別名：Ara-C）は急性白血病治療に不可欠な抗がん剤です。再発時の白血病細胞はシタラビンに対して効き目が悪くなっている（耐性となっている）ため，その対策として標準量の約40～50倍に増量したシタラビンを投与する「**Ara-C大量療法**」が開発されました。このように超大量の薬剤を投与することで，標準量のシタラビンでは無効となった耐性白血病細胞でも十分な抗白血病効果が得られるようになるわけです。Ara-C大量療法は再発例や，初回治療でなかなか完全寛解とならない難治性の急性白血病に対して用いられ，良好な治療成績が得られています。わが国の成人患者さんの場合，体表面積あたり2gを1回投与量として，1日2回（12時間間隔）を最大6日間まで投与可能となっています。Ara-C大量療法は，超大量の薬剤を投与するために，様々な副作用を生じるおそれがあります。主な副作用は，薬剤による発熱，皮疹，結膜炎，中枢神経症状，強い骨髄抑制による感染症の危険などがあり，各々について十分な予防対策が必要です。

一方，通常使用されるシタラビンの投与量（中等量）よりも減量した「Ara-C少量療法」は，高齢者や臓器障害のために強力な治療ができない場合に選択されるものです。

AMLの救援療法では，シタラビンとG-CSF（顆粒球コロニー刺激因子）を併用する方法（G-CSFプライミングによる化学療法）もあります。G-CSFは化学療法後の好中球数の回復を促進するために用いる薬剤であり，寛解状態ではないAMLでは白血病細胞の増殖を助長する危険があるので，通常は

表14-2　再発急性骨髄性白血病に対する救援化学療法

強力化学療法：対象　若年者
・MEC療法：ミトキサントロン，エトポシド，シタラビン（中等量） ・Ara-C大量療法：シタラビン（大量） ・FLAG療法：フルダラビン，シタラビン（中等量），G-CSF
非強力化学療法：対象　高齢者，臓器合併症あり
・Ara-C少量療法：シタラビン（少量） ・CAG療法：シタラビン（少量），アクラルビシン，G-CSF

併用しません。再発 AML では活発に増殖せずに休憩している白血病細胞が多く存在し，そのような休止期にある白血病細胞は抗がん剤の効き目が悪いと考えられています。G-CSF を化学療法前に投与すると，休止期にある白血病細胞が，活発に増殖する増殖期に誘導されることにより，抗がん剤の効き目もよくなることが期待されます。実際には，中等量のシタラビン，フルダラビンと G-CSF を組み合わせた FLAG 療法や，少量のシタラビン，アクラルビシンと G-CSF を組み合わせた CAG 療法が行われています。

2) 急性リンパ性白血病（ALL）再発時の救援療法

再発した急性リンパ性白血病（ALL）についても，AML の場合と同様に，再発時期，前治療歴，年齢，臓器障害の有無などを考慮して，再寛解導入のための化学療法の内容を決めることになります。初回寛解導入療法から長い間隔を経てからの再発では，初回寛解導入療法と同じ多種類の抗がん剤を併用した治療や，Ara-C 大量療法を含む多剤併用療法が選択される場合があります。しかし，それらの治療による完全寛解率は低く，50％を下回っており，寛解期間が 1 年未満だとさらに低いものとなっています。

最近になって，再発・難治性のフィラデルフィア染色体を持たない前駆 B 細胞性 ALL に対する新しい薬剤が使用できるようになりましたが，これらはいずれも従来の抗がん剤とは異なり，ALL の白血病細胞の表面にある抗原分子を標的とした抗体製剤（分子標的療法）です。

イノツズマブ オゾガマイシン（ベスポンサ®）は，ALL の白血病細胞が持つ CD 22 という抗原分子に結合して破壊する抗体製剤です。もう 1 つのブリナツモマブ（ビーリンサイト®）は，T 細胞が持つ CD 3 という分子と，B 細胞が持つ CD 19 という分子に橋を架けることにより，T 細胞が活性化されて，CD 19 を持つ ALL の白血病細胞を攻撃し破壊する作用を持っており，二重特異性抗体製剤と呼ばれています。これらの薬は，従来の標準的な化学療法と比較すると，再発・難治の ALL に対して高い治療効果が期待でき，生存期間の延長が示されています。しかし，これらの薬剤のみで長期生存（治癒）が得られる可能性は低いと考えられており，あくまでも治癒をめざした造血幹細胞移植への橋渡しという位置づけであるのが現状です。また両剤とも非常に薬価が高いという医療経済的な問題も無視できません。

一方，第一世代のチロシンキナーゼ阻害薬であるイマチニブを継続中にフィラデルフィア染色体を持つALLが再発した場合には，第二世代のチロシンキナーゼ阻害薬であるダサチニブに変更すると，再び血液学的奏効が得られます。また，第二世代であるダサチニブによる治療が効かなくなった場合には，第三世代チロシンキナーゼ阻害薬のポナチニブの使用が可能となっています。

再発・難治性のT細胞性ALLについては，ネララビン（アラノンジー®）という抗がん剤が有効であり，治療の選択肢に加わりました。

再発白血病に対する新規薬剤による治療

再発白血病に対して，新しく開発された，あるいは開発中である様々な薬剤の治療研究が世界中で行われています。以下に，重要な新規薬剤（新規治療法）について要点を説明します。白血病のゲノム異常を標的とした新規薬剤は今後も次々と登場する見込みであり，白血病治療は大きな変革期を迎えています。

1）ゲムツズマブ オゾガマイシン（gemtuzumab ozogamicin：GO）

ゲムツズマブ オゾガマイシン（マイロターグ®）は，AMLの白血病細胞が持つCD 33という抗原分子を標的とした抗体に，抗がん剤であるカリケアマイシンが結合した合剤（抗体薬物複合体）です。日本でこの薬が使えるのは，再発・難治CD 33陽性AMLで，①再寛解導入療法（シタラビン大量療法等）に不応あるいは抵抗性があると予測される難治性の患者，②高齢者（60歳以上の初回再発患者），③再発を2回以上くり返す患者，④同種造血幹細胞移植後の再発患者，⑤急性前骨髄球性白血病患者で，再寛解導入療法（トレチノイン療法等）に不応あるいは抵抗性があると予測される患者であり，他の白血病治療薬との併用は認められていません。承認されている投与量では，肝中心静脈閉塞症（VOD）を含む重症な肝障害などの副作用が多く発生するという問題点があります。そのため，GOの投与量を減量して，投与スケジュールを工夫することで，治療成績が向上したという，海外からの報告があります。

2) FLT 3 阻害薬

2018年11月にAMLに約30%の頻度で認められるゲノム異常である*FLT 3*変異を標的にした分子標的薬であるギルテリチニブ（ゾスパタ®）が，世界に先駆けて日本で使用できるようになりました。対象となるのは再発・難治性の*FLT 3*遺伝子変異が陽性であるAMLです。チロシンキナーゼの一種である*FLT 3*の遺伝子の変異は，白血病細胞の増殖などに関与しており，この薬はその異常を阻害することで白血病細胞の増殖を抑える作用があります。さらに，2019年6月には別のFLT 3阻害薬であるキザルチニブ（ヴァンフリタ®）も製造承認を得て処方が可能となりました。この2剤以外にも新たなFLT 3阻害薬の治験が進んでおり，近い将来に治療の選択肢の1つになるものと思われます。

3) CAR-T 療法

CD 19キメラ抗原受容体T細胞（Chimeric Antigen Receptor T cell：CAR-T）療法とは，患者さんの末梢血から採取したT細胞に，体外でCAR遺伝子を組み込む（遺伝子を導入する）ことで，T細胞が白血病細胞を集中的に攻撃できるようにして，患者の体内に戻す新規の治療方法です。つまり，CAR-T療法は，がん免疫療法であるとともに，遺伝子治療でもあるわけです。再発・難治性のCD 19陽性ALLを対象とした研究では，高い奏効率と持続する治療効果が認められています。この治療の副作用としては，T細胞の活性化に伴い，発熱や低血圧などの症状が生じる「サイトカイン放出症候群」と呼ばれるものがあり，重症化すると集中治療室での管理が必要な場合があると報告されています。日本でも2019年3月に承認され実施可能となりましたが，細胞の採取，調製，凍結，投与後の副作用管理が行える医療機関や医師のみに限定する条件付き承認であり，その治療費は3,000万円以上と超高額です。

4) その他の薬剤

海外では，エピジェネティックスに関連した*IDH2*遺伝子変異に対する阻害薬であるエナシデニブ，ダウノルビシンとシタラビンを配合したリポソーム製剤であるCPX-351，BCL-2阻害薬であるベネトクラクスなどの注目すべき新規白血病治療薬が認可されています。

第2寛解となったら

再発後の化学療法においても，初回の治療と同様に，完全寛解に到達することが最大の目標です。強力な再寛解導入化学療法と，抗菌薬による感染治療などの支持療法の進歩により，現在では多くの患者さんが，再度完全寛解となることができるようになりました。一度白血病が再発し，再発後の治療により，再び完全寛解となった状態を「**第2寛解**」と呼びます。

再寛解導入療法により第2寛解となったら，初回治療と同様に，地固め療法を行う必要があります。地固め療法の内容や，何回施行すればよいのかについての決まった約束事はありませんが，再寛解導入に成功した薬剤の組み合わせや投与方法をふまえて，同様の強さの化学療法を3〜4回程度施行することが多いでしょう。

第2寛解となっても，一般的にはその寛解期間は短く，ごく少数の例外を除けば，化学療法のみで白血病の治癒は期待できません。そのため，移植可能な年齢であれば造血幹細胞移植の適応となります。同胞にHLA適合のドナーが存在しない場合は，骨髄バンクや臍帯血バンクによる非血縁者ドナーや，HLA半適合の血縁ドナーによる移植を考慮します。

造血幹細胞移植後の再発

現在のところ白血病に対する最も強力な治療法である造血幹細胞移植を行っても，体内の白血病細胞を完全に消滅させることができずに再発する場合があります。

移植後の再発時に，まだ免疫抑制剤を使用している場合には，GVL効果（➡

89頁，第9章参照）を期待して，免疫抑制剤を減量していき，可能であれば中止します。免疫抑制剤を減量や中止することでGVHDが発生し，それによりGVL効果が誘導されて，再発した白血病細胞が再び消失する場合があります。

ドナーから血球分離装置を用いてリンパ球のみを採取し，それを再発した患者さんに輸血する「**ドナーリンパ球輸注**（DLTまたはDLI）」という治療を行う場合もあります。この方法もドナーリンパ球という援軍を送りこむことで，GVL効果を利用して再発した白血病細胞を攻撃するものです。移植後定期的に監視している微小残存白血病が出現してきた場合に，それを再び消滅させる場合には有効ですが，急性白血病の血液学的再発に対しては効果が乏しく，ドナーリンパ球輸注のみで対処できず化学療法を併用することになります。

移植後再発に対する標準的な化学療法はありませんので，化学療法後の再発に対する救援療法のところで述べたように，患者ごとに個別で検討する必要があります。

急性白血病の移植後再発に対して，通常量の化学療法を行って，再寛解となる場合もありますが，治療効果の持続期間は短く治癒は期待できません。初回移植時と同じドナー，または異なるドナーからの再移植は，①初回移植から移植後再発までの期間が長い，②若年者，③化学療法などにより再寛解に到達している，④全身状態が良好で，主要臓器の機能が保持されているなどの条件を満たしていれば試みられることがあります。初回移植と比較すると，移植後の合併症などによる移植関連死亡率が高くなりますが，支持療法の進歩などにより，以前よりは積極的に再移植を考慮するようになってきました。

QOL を重視した再発後の治療

初回治療時には強力な化学療法や造血幹細胞移植などにより，様々な副作用と戦いながら，白血病細胞を完全に撲滅する。これが白血病の治癒をもたらすという戦略で治療の作戦が立てられてきました。しかし，再発をくり返し，治癒が望めなくなった患者さんには，強力な抗がん剤による副作用に苦しむことなく，白血病による諸症状をコントロールする治療を選択することもあります。

このような治療は，患者さんの「生活の質（Quality of Life）」を重視した治療という意味で，「**QOL 治療**」，あるいは，苦痛の緩和を主な目的とした治療という意味で「**緩和的治療**」と呼ばれます。これまでの治療が，白血病を敵とみなして，相手を皆殺しにするまで戦い抜くという過酷な姿勢であるとすれば，QOL 治療や緩和的治療では，体内の白血病を目の敵にせずに，白血病と共存しながらなかよく暮らしていくという姿勢に変わるわけです。

具体的な QOL 治療の内容をあげると，特に自覚症状がなければ，血液や骨髄のデータが異常であっても無治療で経過を観察するにとどめます。貧血の進行や，血小板数の低下が強くなれば，輸血で補充します。抗がん剤を投与する場合は，白血病細胞の急増により，発熱や骨痛などの自覚症状が出現し，その症状をコントロールする必要がある時のみです。その際の抗がん剤の選択も，副作用が少なく，外来通院での投与が容易な経口薬（のみ薬）が中心となります。

実際に処方されることが多い薬剤は，ヒドロキシカルバミド（ハイドレア®），シタラビン オクホスファート（スタラシド®），メルカプトプリン（ロイケリン®）などです。これらの薬剤はすべて経口薬で，吐き気や脱毛などの副作用はほとんどなく高齢者でも安全に使用可能です。これらの薬剤を投与することにより，白血病細胞の数が減少し，病勢がおさまってきたら休薬します。白血病細胞の増殖の勢いが強いと，上記のような経口剤ではコントロールがむずかしいことがあり，シタラビン少量療法やエトポシドの単回投与などの，比較的副作用の少ない抗がん剤を選択して注射することもあります。もちろん，疼痛が強い時には医療用麻薬などを上手に利用して，痛みのコントロールを行うなどの対策が非常に重要です。QOL 治療 / 緩和的治療で最も大切なことは患者さんの精神的なケアであり，ご家族や他の医療スタッフと協力して，療養生活を穏やかに暮らせるように支援していきます。

コラム

がんゲノム医療と今後の白血病治療

2015年1月20日に行われたオバマ米国大統領（当時）の一般教書演説において，**プレシジョン・メディシン**（precision medicine）という新たな医療モデルが提唱されました。プレシジョン・メディシンを直訳すると「精密医療」となりますが，当初その内容は個々人の遺伝子情報や生活習慣などを総合的に評価し，各々の患者さんに最も適した治療や疾病予防を提供する，というものでした。その後，遺伝子（ゲノム）解析技術の急速な進歩に伴い，ゲノム情報に基づいて個別化されたがん治療（いわゆる「**がんゲノム医療**」）とプレシジョン・メディシンとが，ほぼ同じような意味合いで使われるようになってきました。

第3章（➡24頁）で説明したように，急性白血病の原因となる遺伝子異常の探索はほぼ完了しています。さらに，これらの原因遺伝子を標的にした新しい白血病治療薬（分子標的薬）の開発も進んでおり，一部はすでに承認されて，わが国でも処方が可能となっています。このような状況を踏まえると，現在，白血病治療は大きな転換期にあると言えます。

これまでの化学療法や造血幹細胞移植では，個々人の白血病のゲノム情報を知ることはできませんでしたので，画一的な治療がなされてきました。今後は，患者さん一人ひとりの白血病が持つ特性を調べて，それに応じて個別の治療を行う時代に移行するものと予想されます。そのためには，白血病の原因遺伝子を網羅的に探索する臨床検査を行うことが必須であり，そのような遺伝子検査を専門用語では「**臨床シークエンス**」と呼びます。現在，わが国でもがんゲノム医療推進のために，このような遺伝子検査が治療の現場で実施できるような体制づくりが始まりました。

白血病の臨床シークエンスが導入されると，白血病の診断がより精密にできるだけでなく，治療薬の選択や組み合わせの決定，病気の予後（治りやすさ）予測など，広い範囲で有用性があると考えられています。日本血液学会では，「造血器腫瘍ゲノム検査ガイドライン」を公表しており，上に述べた「診断」,「治療法選択」,「予後予測」の3つの観点から，各種遺伝子異常の有用性評価を行っています。

一方，網羅的に遺伝子検査を行うことに伴う倫理的な問題もあります。ゲノム情報は，究極の個人情報と言えますので慎重な取り扱いが求められています。また，当初の検査目的とは別に，偶発的に他の病気を発症するリスクが高い遺伝子変異が見つかることがあり，患者さんに対する適切な説明や遺伝子カウンセリングを提供する体制の整備も必要です。

第15章

白血病は完治するのか：治療成績とその評価について

これまで説明してきたように，化学療法や造血幹細胞移植の進歩により，白血病の治療成績は向上しています。はたして白血病は完治する病気といえるのでしょうか。最終章ではこれまでのまとめとして，成人の急性白血病の治療成績を検証することにしましょう。慢性骨髄性白血病（CML）や特殊なタイプの白血病の治療成績については，各々のセクションで言及してありますのでそちらをお読みください。また，小児の白血病の治療成績については，成人と大きく異なりますので本書では言及していません。

白血病が治るということ

白血病は完全にその病気が治ったかどうかを判定することがむずかしい病気です。前章でくわしく説明したように，肉眼レベルで白血病細胞が骨髄から消え完全寛解の状態になっても，体内には微小残存白血病が必ず存在しており，寛解後の治療によりその残存白血病が減少し，ゼロに近い状態になれば，白血病は再発せずに治癒が得られるわけです。

しかし，現在の技術では，体内の残存白血病細胞がゼロになったかどうかを正確に知ることはできません。それゆえに，白血病が治ったかどうかは，その患者さんが再発せずに，完全寛解の状態を長期間にわたって維持し続けることができるかどうかで判定する以外に方法がないのです。

現代の強力な化学療法や造血幹細胞移植で治療を受けた急性白血病の場合，大部分の再発は完全寛解導入後 3 年以内に発生します。寛解導入後 3～5 年の間に再発する場合も時々見受けられます。寛解導入後 5 年以降の再発はゼロではないが非常にまれであると考えてよいと思います。したがって，まず寛解導入後 3 年が経過しても再発しなければ一安心であり，5 年が経過しても寛解を維持していれば，ようやく「白血病が治った」と判定されることになるのです。

治療成績を評価する指標

ここで，白血病の治療成績を評価するために用いる，いくつかの指標について説明します。「**寛解率**」とは，ある寛解導入療法を受けた患者さんのうち，治療後に完全寛解となった患者さんの比率を表す数字です。例えば，プロトコール A という治療により，100 人の急性骨髄性白血病（AML）患者さんに対して寛解導入のための化学療法を行い，90 人の患者さんを完全寛解に導入できたとすると，その寛解率は 90％となるわけです。急性白血病では完全寛解に到達しなければ，治癒はあり得ないので，当然，寛解率が高い治療法ほど優れていると評価してよいでしょう。

「**生存率**（survival rate）」とは，ある治療を受けた患者さんの集団において，特定の時期での，生存している患者さんの比率を表す数字です。例えば，プロトコールAという治療を受けた100人のAML患者さんの集団において，治療開始後3年が経過した時点で，40人の患者さんが生存していた場合は，3年生存率40%となるわけです。この「生存率」には，白血病が再発した状態で生存している患者さんも含まれています。

「**無病生存率** (disease-free survival)」とは，ある治療を受けた患者さんの集団において，特定の時期での，白血病が一度も再発せずに生存している患者さんの比率を表す数字です。例えば，プロトコールAという治療を受けた100人のAML患者さんの集団において，治療開始後5年が経過した時点で，30人の患者さんが1回も白血病が再発することなく生存していた場合は，5年無病生存率30%となるわけです。この「無病生存率」には，白血病が再発した状態で生存している患者さんは含まれませんので，白血病が治った状態で生きている患者さんの割合を表している数字であると理解してください。

生存率や無病生存率を計算するのに使用されるのが「**生存率曲線** (survival curve)」と呼ばれるグラフですが，治療成績の評価や説明をする場合に，よくそのグラフそのものが示されることがあります。生存率のグラフでは，治療開始の時点では患者さんは100%生存しているわけですが，時間の経過とともに，死亡した患者さんが出るたびに生存率は下がるため，グラフは低下していきます (**図 15-1**)。

治療開始後，約5年が経過すると，白血病の再発により死亡する患者さんはほとんどいなくなるので，生存率を表すグラフはそれ以上低下することなく，まっすぐ伸びていくようになります。この状態を生存率曲線が「平底化した」とか，「プラトーに達した」と表現します。無病生存率は完全寛解となった患者さんの集団を対象として計算するので，生存率曲線のスタートは100%ではなく，寛解に到達しなかった患者さんを除いたところ (すなわち寛解率が90%の治療なら90%のところ) からスタートし，再発した患者さんが出るたびにグラフは低下していきます。

このように白血病の治療成績を評価する指標はいろいろあり，「治療成績が優れている」といった場合には，寛解率，生存率，無病生存率のいずれが高いのか注意する必要があります。さらに，生存率や無病生存率を評価する時は，何年間，患者さんの集団を追跡調査した時点でのデータであるのかが重要です。生存率曲線がプラトーに達する前の，短い追跡期間でのデータをもとに計算した生存率がいくら高くても，今後，追跡期間が長くなるにつれて生存率が低下してくる可能性が高いため，本当に優れた治療成績であるかどうか信用ができないということです。

治療成績を評価することのむずかしさ

「どのような治療を受けると，どのくらい治るのか」という治療成績に関するデータは，患者さんやご家族にとって最も関心の高い情報です。しかし，患者さんに対して，治療の成績やその評価についてできるだけ正確に説明したいと願う医師ほど，「正確に説明する」ことのむずかしさに直面することになります。

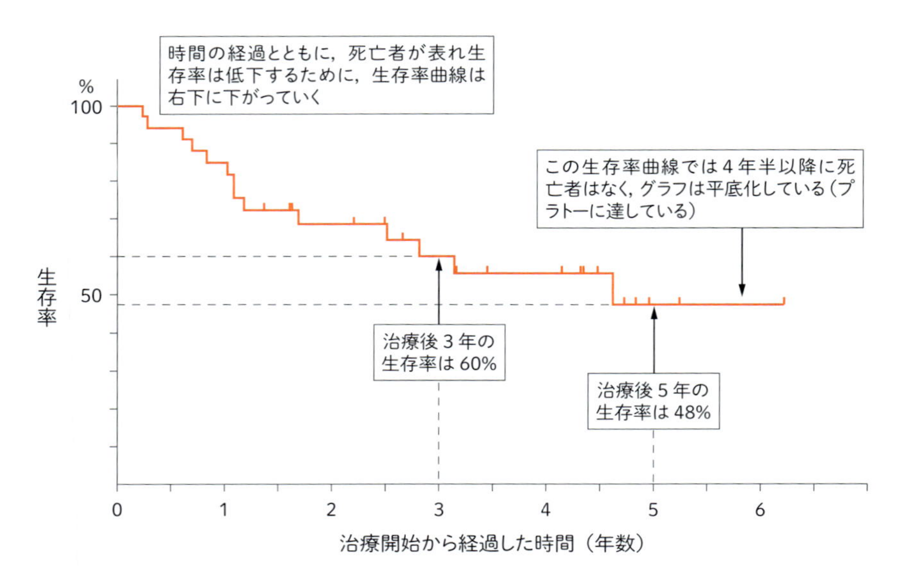

図 15-1　生存率曲線の読み方

先に説明したように，白血病の治療成績は特定の患者さんの集団を対象にして，統計学的に算出した，寛解率，生存率，無病生存率などの数字により評価されます。同じ内容の治療法を評価する場合でも，これらの数字は対象とする患者さんの集団の違いにより大きく変動するために，どのような条件で選択した患者さんの集団を対象にした成績であるのかをよく吟味しなければなりません。また，対象とする患者さんの集団が小さい場合も問題があります。例えば，ある病院でたったひとりしか AML を治療した経験がなくても，その患者さんが寛解となり，5 年間再発せずに生存していれば，その病院の AML の治療成績は寛解率，5 年の生存率，無病生存率すべてが 100%という大変優れたものになりますが，その治療成績が大きな数の患者集団にも同様に当てはまるかどうかはわからないために，信頼性の低いデータとして評価されることになるわけです。

通常，学会や学術論文で公表される急性白血病の治療成績は，65 歳以上の高齢者や全身状態が悪いという理由で治療プロトコールに登録できなかった患者さんたちを除外した，言わば「精選された」患者さんだけの集団に対して行った治療成績であることを覚えておいてください。条件の悪い患者さんまで含めた治療成績が公表されることは極めてまれですが，条件のよい患者さんだけを精選した場合の成績と比較すると，悪い結果になるのは当然のことです。

このように白血病の治療成績は，対象とする患者さんの選択を変えることで寛解率や生存率の数字を上げたり，下げたりと操作することが可能であるために，例えば，インターネットのホームページで各施設の治療成績を公表する場合でも，対象となる患者選択を操作することで，自分たちの施設にとって都合のよい数字のみを算出し掲載することもできるわけです。このような操作を「**患者選択のバイアス（偏重）**」と呼びますが，白血病の治療成績を評価するうえで重要な要素です。

治りやすい白血病と治りにくい白血病：予後を決める因子

治療を開始する前に，その患者さんの白血病が「治りやすい」か,「治りにくい」かを予測することができれば，それに応じて対策を講じたり，治療計画を工夫することも可能となります。病気が治るかどうかを,医学用語では「**予後**」と呼んでおり，治りやすいのなら「予後が良好」，治りにくいのなら「予後が不良」というように使われます。予後を予測する条件のことを,「**予後因子**」と呼びますが，急性白血病の治療成績に影響を与える予後因子については,従来からある程度わかっていました。さらに,ゲノム解析の進歩により,次々に見つかった遺伝子の変異が，急性白血病の予後と関連していることがわかってきました。その結果,治療開始時に患者さんの白血病が治りやすいか,治りにくいかを予想する作業は，年を追うごとに精密かつ複雑になっているのが現状です。

成人急性骨髄性白血病（AML）の代表的な予後因子を**表 15-1** にまとめました。患者さん側の要因としては，年齢（60 歳以上），パフォーマンス・

表 15-1　成人急性骨髄性白血病（AML）の予後因子

層別化因子	良好となる因子	不良となる因子
年齢	50 歳以下	60 歳以上
全身状態（PS）	PS 2 以下	PS 3 以上
発症様式	*de novo*	二次性
染色体核型	t（8；21）（q 22；q 22.1） inv（16）（p 13.1 q 22） t（16；16）（p 13.1；q 22） t（15；17）（q 24.1；q 21.2）	3 q 異常〔inv（3）（q 21.3 q 26.2），t（3；3）（q 21.3；q 26.2）〕など 5 番・7 番染色体の欠失または長腕欠失 t（6；9）（p 23；q 34.1） 複雑核型
遺伝子変異	NPM 1 異常 両アレル CEBPA 変異	FLT3-ITD 変異
寛解までに要した治療回数	1 回	2 回以上

（日本血液学会・編：造血器腫瘍診療ガイドライン 2018 年版より）

ステータス(Performance Status：PS)による全身状態の評価(PS 3：限られた自分の身のまわりのことしかできない。日中の50％以上をベッドか椅子で過ごす，およびPS4：まったく動けない。自分の身のまわりのことはまったくできない。完全にベッドか椅子で過ごす)，感染症などの合併症の存在は予後不良の因子として重要です。白血病細胞側の要因としては，染色体核型，発症様式(*de novo*：骨髄異形成症候群からの移行や二次性白血病を除いたもの)，細胞形態(異形成の有無，FAB分類による病型，ミエロペルオキシダーゼ染色陽性率など)が予後因子となります。ゲノム解析の進歩により得られた種々の遺伝子変異も，予後因子として重要であることがわかってきました。例えば，*FLT3*遺伝子の傍膜貫通領域の一部が重複している変異(*FLT3-ITD*変異)は予後不良因子として知られており，反対に*NPM1*遺伝子変異や*CEBPA*遺伝子の両アレル(対立遺伝子)の変異は予後良好因子と考えられています。最近では，複数の遺伝子変異を組み合わせて，AML患者さんの予後を予測し，予後良好群，中間群，不良群にグループ分けする層別化システムが，欧州白血病ネット(ELN)や全米総合がんセンターネットワーク(NCCN)などの組織から提唱されています。

成人急性リンパ性白血病(ALL)の予後因子を**表15-2**にまとめました。年齢，診断時の白血球数，完全寛解に到達するための期間，染色体核型〔フィラデルフィア染色体t(9：22)ないしt(4；11)〕が予後因子として知られています。

白血病は化学療法でどこまで治るか

白血病の治療成績について患者さんにお話する時に，「あなたの白血病の治

表15-2　成人急性リンパ性白血病(ALL)の予後因子

・年齢が高い患者ほど予後不良
・診断時の末梢血白血球数が多い患者ほど予後不良
・治療開始から完全寛解までの期間が長いほど予後不良
・フィラデルフィア染色体t(9：22)，ないしt(4；11)を有すると予後不良

癒率は○○％です」というような単純な言い方で説明することが，主治医にとっていかにむずかしいことかは，これまでの治療成績の評価についての解説からおわかりいただけたと思います。しかし，それでも患者さんは自らの病気がどの程度治る見込みがあるのか，おおよその目安を知りたいという気持ちが強いのは当然のことです。そこで最後に，成人急性白血病の治療成績について，白血病治療の専門医によるコンセンサス（みんなが合意している一致した見解）をまとめてみました（**表15-3，4**）。

白血病は造血幹細胞移植でどこまで治るか

造血幹細胞移植の治療成績についても，移植を受ける患者さんの病期（第1寛解期，第2寛解期以降），年齢，ドナーの種類（血縁者，非血縁者），移植する造血幹細胞ソース（骨髄，末梢血幹細胞，臍帯血），前処置の強さ（骨

表15-3 成人急性骨髄性白血病（AML）の治療成績

①急性前骨髄球性白血病（APL）を除いたAML：年齢60歳以下で，合併する臓器障害がなく，骨髄異形成症候群（MDS）から進展したAMLや二次性白血病を除外した*de novo*患者群において，強力な化学療法による治療プログラムを完遂した場合は，完全寛解率約80%，長期生存率約40%が期待できる（約8割の患者さんが完全寛解となり，約4割の患者さんが治癒する）

②急性前骨髄球性白血病（APL）：JALSGの研究によれば，70歳未満の未治療APLに対して，レチノイン酸による分化誘導療法と化学療法を併用した治療が行われた場合，完全寛解率94%，無病生存率67%，10年全生存率79%と良好な治療成績が得られている（APLの治療成績についての詳細は第12章参照）

③t（8；21），inv（16），t（16；16）を有するAML：染色体核型でt（8；21），inv（16），t（16；16）を有するAMLに対して，シタラビン大量療法を中心とする治療プログラムを完遂できた場合の長期生存率は約60%である

⑤MDSから進展したAML，および二次性白血病の寛解率は低く，化学療法のみでは長期生存（治癒）は期待できない

⑥高齢者（70歳以上）のAMLの寛解率は低く，現存の治療法では長期生存（治癒）は期待できない

髄破壊的，骨髄非破壊的）などにより，成績がすべて異なるため，「あなたの白血病は造血幹細胞移植を受ければ○○％の治癒率です」というような単純な言い方では説明できません。

日本で行われている造血幹細胞移植を中心とする造血幹細胞移植の治療成績は，日本造血細胞移植学会により集計されて，年次報告書というかたちで公表されています。本書を執筆している時点での最新の報告書は平成30年度のものです（**表15-5**）。毎年改訂されますので，最新の治療成績については主治医におたずねください。

表15-6に日本の白血病治療研究グループであるJALSGに登録されたAML患者さんの治療成績の変遷を示しました。この推移をみると，造血幹細胞移植の技術的な進歩によって，移植を受けられる方の割合が年を追うごとに増加しており，第1寛解期だけでなく，非寛解や再発後のケースにも移植が実施されていることがわかります。その結果，35％前後であった7年全生存率が，AML 201研究では48％まで改善していますが，これには造血幹細胞移植の効果が大きく寄与しているものと推察されます。

表15-4　成人急性リンパ性白血病（ALL）の治療成績

①成人のフィラデルフィア染色体（Ph）陰性ALL：従来の多剤併用化学療法を施行した場合は，寛解率約80％，長期生存率約30％であったが，寛解後療法にシタラビン大量療法とメトトレキサート大量療法の両者を用いると5年無再発生存率は58％に向上している（JALSG ALL 202研究による）

②思春期および若年成人（AYA世代）のPh陰性ALL：15〜24歳のPh陰性ALLに対して，小児プロトコールによる強力化学療法を行うと，寛解率94％，5年無病生存率67％，5年全生存率73％と，成人プロトコールによる治療群と比較して良好な成績が得られた（JALSG ALL 202-U研究による）

③65歳以下のPh陽性ALL：Ph陽性ALLに対してチロシンキナーゼ阻害薬と化学療法を併用した治療により，血液学的完全寛解率97％，分子遺伝学的完全寛解率（BCR-ABL1遺伝子が検出感度以下）60％，3年全生存率57％，第1寛解期での造血幹細胞移植移行率60％であった（JALSG ALL 202研究による）

白血病の完治をめざして：闇ではなく，光に目を向けよう！

自らの白血病の完治をめざして治療中の患者さんや，それを支えているご家族の方々が，主治医から治療成績についての説明を受けたり，インターネッ

表 15-5　日本の成人（16 歳以上）を対象とした造血幹細胞移植の 5 年生存率（%）

急性骨髄性白血病（AML）

	血縁・骨髄	血縁・末梢血	非血縁・骨髄	非血縁・臍帯血
第 1 寛解	62.3	53.6	58.1	52.2
第 2 寛解	57.9	55.8	57.7	57.0
第 3 寛解以上	39.0	49.5	44.0	32.7
非寛解	23.5	20.2	22.1	23.5

急性リンパ性白血病（ALL）

	血縁・骨髄	血縁・末梢血	非血縁・骨髄	非血縁・臍帯血
第 1 寛解	62.3	57.2	63.0	61.2
第 2 寛解	40.3	36.4	40.7	41.5
第 3 寛解以上	24.2	13.6	26.3	27.0
非寛解	16.2	15.8	18.3	15.9

（AML，ALL ともに日本造血細胞移植学会　平成 30 年度全国調査報告書による）

表 15-6　JALSG における AML 治療成績と同種造血幹細胞移植

研究	症例数	寛解率（%）	7 年全生存率（%）	同種移植			
				第 1 寛解期	非寛解期	再発後	合計
AML 87	198	78	28.6	7（5%）	0	7	7%
AML 89	239	77	35.6	10（6%）	2	9	9%
AML 92	582	76	35.1	47（11%）	13	46	18%
AML 95	430	81	36.2	41（12%）	11	51	24%
AML 97	809	78	35.9	58（9%）	33	54	18%
AML 201	1,057	78	48.0	132（16%）	107	245	46%

（Miyawaki S：Clinical studies of acute myeloid leukemia in the Japan Adult Leukemia Study Group, Int J Hematol 96：171-177, 2012. より改変）

トなどの様々なメディアを通じて収集した治療成績についての情報を目にしたりすると，その成績が「100％完治する」という内容でない限り，治療がうまくいかなくて白血病が治らない場合のことを考えてしまい，とても心細くなるのが普通です。そして，いかに白血病治療が日進月歩であっても，あるいは，年齢や病気の条件が良好な患者さんを相手にしても，今のところ白血病が「100％完治する」ような治療方法は，世界中どこを探しても存在しません。仮に医者から「90％の確率で完治しますから大丈夫です」と言われても，「治らない10％のほうに入ってしまったらどうしよう」と心配するのが，患者さんやご家族の心理です。

この章で説明したように，急性白血病の化学療法による5年生存率は，高齢者を除外し強力な治療プログラムを完遂できた「選ばれた」患者グループでも，全体では約40％であり，まだまだ満足できる数字ではありません。白血病に対する最も強力な治療法である造血幹細胞移植を受けることができたとしても，条件のよい患者さんのグループの5年生存率でさえ60〜70％であり，残りの30〜40％の患者さんは移植による合併症や移植後の白血病再発により移植から5年以内に亡くなられているわけです。したがって，化学療法では60％，造血幹細胞移植では30％という数字が，「治らない白血病」という闇の部分を象徴しているわけです。そのような闇の数字に心を支配されて，憂鬱な闘病生活を送るのはつまらないことです。白血病をたおして健康な体に戻るための戦いに参加すると，自らの意志で決められたのならば，「自分こそが化学療法を受けて完治する40％のほうに入るのだ」，「自分こそが造血幹細胞移植を受けて完治する70％のほうに入るのだ」と考えてながら治療をすすめること，つまり，「白血病が治る」という希望の光に目を向けて，日々を過ごすことが重要なのではないでしょうか。

コラム

白血病治療におけるEBMとJALSGの役割

自分の目の前にいる白血病患者さんの抱えている，医学的な問題を解決するために，どのような検査や治療を行うことがベストであるかと，わたしたち医師は常に悩んでいます。主治医自身が勉強して得た知識，少数の患者さんから得た経験，上司や同僚の医師たちの意見などを，個々の患者さんに当てはめて，検査や治療の方針を決定するという昔ながらのスタイルは，極めて恣意的であり科学的な態度とは言えません。

これに対して，「信頼のおける大規模な臨床研究により検証された，科学的な根拠〔エビデンス（evidence）〕に基づいて，患者に対する検査や治療の方針を決める医療」がEBM（evidence-based medicine）なのです。したがって，白血病の治療においてEBMを実践するには，どの治療法がよいかを決めるための大規模な比較研究の結果が必要となります。

成人白血病治療共同研究機構（Japan Adult Leukemia Study Group：**JALSG**）は，「白血病並びに造血器腫瘍の治癒率と治療の質の向上を目指し，世界トップレベルの多施設共同研究を行い，医学・医療の向上に資するエビデンスを発信するとともに，成人白血病治療を中心とした血液疾患に関する調査研究，教育研修及び情報提供等を行い，血液疾患の治療技術，認識を向上させることにより，広く国民の健康増進に寄与すること（JALSG定款より）」を目的として，1987年に発足した団体です。1990年8月現在では160以上の医療機関が参加施設として登録されており，日本で最大かつ唯一の成人白血病治療研究グループとなっています。

JALSGではこれまでに多数の患者さんを対象にした大規模な比較研究を続けており，日本人の白血病治療についてのEBMを実践するうえでの科学的な根拠（エビデンス）が蓄積されてきました。みなさんがJALSGの参加施設で治療を受けられる場合には，主治医から比較研究に参加してほしいと依頼されると思いますが，その時はぜひ同意してください。みなさんがこれから受ける，あるいは現在受けておられる白血病治療は，過去にみなさんと同じ病気のひとたちが参加した治療研究の結果から得られたエビデンスをもとにして作られているのです。今後もみなさんと同じ病気にかかる患者さんたちに，より良い治療を提供するには，みなさんに現在進行中の治療研究に参加していただく以外に方法がないのです。JALSGの参加施設では，みなさんの白血病の治癒をめざして，最高の医療を行うように日夜努力を続けています。

参考文献

1) 日本血液学会（編）：造血器腫瘍診療ガイドライン2018年版．金原出版，2018.

2) Swerdlow SH, et al.（Eds）：WHO Classification of Tumours and Haematopoietic and Lymphoid Tissues（Revised 4th edition）. IARC：Lyon, 2017.

3) 日本血液学会（編）：血液専門医テキスト（改訂第2版）．南江堂，2015.

4) 木崎昌弘（編）：血液内科グリーンノート．中外医学社，2017.

5) 神田善伸：血液病レジデントマニュアル（第3版）．医学書院，2019.

6) 国立がん研究センター中央病院造血幹細胞移植科（編），福田隆浩（執筆）：造血幹細胞移植ポケットマニュアル．医学書院，2018.

7) 日本造血細胞移植データセンター，日本造血細胞移植学会：日本における造血細胞移植 平成30年度全国調査報告書.

8) 金倉　譲，他（編）：EBM血液疾患の治療2019-2020．中外医学社，2018.

9) 白血病学（上）－最新の基礎，臨床研究－．日本臨牀74巻増刊号8（通巻1108号），2016.

10) 白血病学（下）－最新の基礎，臨床研究－．日本臨牀74巻増刊号10（通巻1112号），2016.

11) 特集　急性白血病．日内会誌107（7），2018.

12) 特集　造血器・リンパ系腫瘍のWHO分類2016 version．臨床検査61（7），2017.

13) ビンセント T．デヴィータ，Jr．他（編），宮園浩平，他（監訳）：デヴィータがんの分子生物学第2版．メディカル・サイエンス・インターナショナル，2017.

14) 公益財団法人日本骨髄バンク（編）：ドナーのためのハンドブック（第5版）．公益財団法人日本骨髄バンク，2019.

15) 日本造血細胞移植学会：造血細胞移植ガイドライン・造血細胞移植後の感染管理第4版（2017年9月改訂）
https://www.jshct.com/uploads/files/guideline/01_01_kansenkanri_ver04.pdf

16) 日本造血細胞移植学会：造血細胞移植ガイドライン・GVHD第4版（2018年4月改訂）
https://www.jshct.com/uploads/files/guideline/01_02_gvhd_ver04.pdf

17) 日本造血細胞移植学会：造血細胞移植ガイドライン・同種末梢血幹細胞移植のための健常人ドナーからの末梢血幹細胞動員・採取　第5版（2014年5月改訂）
https://www.jshct.com/uploads/files/guideline/08m_pbsc_harvest.pdf

18) 日本癌治療学会（編）：小児，思春期・若年がん患者の妊孕性温存に関する診療ガイドライン（2017年版）．金原出版，2017.

索引

欧文

数字

A

B

C

D

E

F

G

V・W

和文

あ

い

う

え

お

か

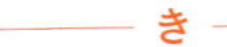

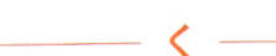

け

ま

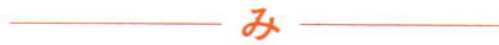

み

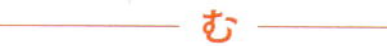

む

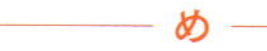

め

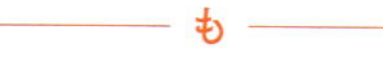

も

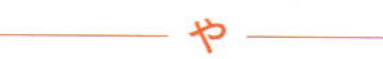

や

ゆ

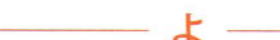

よ

ら・り

る・れ・ろ